远离"五高"这样做

钟利群　主编

中国纺织出版社

图书在版编目（CIP）数据

远离"五高"这样做 / 钟利群主编. —— 北京 : 中国
纺织出版社，2019.3（2023.7重印）

ISBN 978-7-5180-5391-9

Ⅰ.①远… Ⅱ.①钟… Ⅲ.①疾病—防治 Ⅳ.
①R4

中国版本图书馆 CIP 数据核字（2018）第 211375 号

责任编辑：傅保娣　　　责任校对：王花妮　　　责任印制：王艳丽

中国纺织出版社出版发行

地址：北京市朝阳区百子湾东里A407号楼　邮政编码：100124

邮购电话：010—67004422　传真：010—87155801

http://www.c-textilep.com

E-mail: faxing@c-textilep.com

中国纺织出版社天猫旗舰店

官方微博http://weibo.com/2119887771

天津千鹤文化传播有限公司印刷　各地新华书店经销

2019年3月第1版　2023年7月第6次印刷

开本：710×1000　1/16　印张：13

字数：219千字　定价：39.80元

前　言

　　"五高"，看似熟悉，又有点陌生。是的，它与"三高"简直就是一母同胞，从数量上明显"五高"更胜一筹。顾名思义，"五高"，就是在"三高"的基础上多出了"两高"，即高血压、高血糖、高血脂、高尿酸病症、高体重。"五高"属于生活方式疾病，危害极大，而现实生活中这类患者又比比皆是，苦不堪言。

　　血糖过高者，体内容易产生高葡萄糖毒性，全身细胞被毒害，殃及全身"鱼池"；有的人血脂异常，血液黏度普遍上升，动脉粥样硬化愈发严重，稍不留意就头晕、目眩、耳鸣、失眠，甚至晕厥等；有的人血压过高，脑血管疾患穷追不舍，冠心病、心力衰竭、肾脏损伤等扑面而来；有些人尿酸过高，动脉内膜容易受损，周身关节一处或多处疼痛，甚至活动不利，血管、心脏、大脑等也跟着遭殃；体重过高者，血液黏度往往也会偏高，容易诱发其他"四高"及其并发症。

　　当然，"五高"问题非一朝一夕"养成"，不良的生活习惯为主要诱因，而健康饮食、规律作息、适当运动势必可以有效地控制或稳定"五高"水平。而且，我国中医理论博大精深、对"五高"的预防及辅助治疗也极有帮助，比如穴位按摩、药膳饮服、药浴、药物贴敷……都是"五高"患者的福音。当然，不论是内服还是外治，都不能忽视药物或穴位及反射区等的正确应用及科学操作。

　　本书最大的特色就是综合性、实用性、操作性较强，对"五高"的基本理论知识、饮食调养、生活方式的改善、运动的宜与忌、药膳配比、中医外治等内容都进行了详尽的说明，甚至对就诊及其过程中的种种注意事项都分条阐述了，让"五高"病患能够快速挂号、准确就医、详细检查，并能够提前做好各项检查的准备等，避免白跑一趟医院，耽误病情，增加自己的痛苦。总之，希望这本书能够陪伴您顺利走过治病防病的"万里征程"，希望每位病友能够科学看待自己的"五高"病情，积极乐观地接受各方面的治疗。

编者

2018年6月

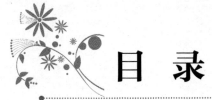

目 录

第 1 章
高血压的诊疗与调养

高血压的自我介绍 2

  血压，血液流动的推动者 2

  血压高不等于高血压 3

  高血压不是空穴来风 4

  高血压的高发人群名录 4

  这些临床症状，你有过吗 5

  你被高血压拖累了吗 6

高血压得确诊，用药需谨慎 7

  血压不稳定，居家勤自测 7

  出现这些情况立即就医 7

  找对医生，做对检查 8

  确诊之后，遵医选药 8

  高血压人群的用药原则及须知 10

  易引起血压升高的常用药物 10

  降低血压也可使用中药及降压配方 11

  降低血压的中成药不妨一试 12

营养处方，高血压被"吃掉" 13

  合理饮食，稳定血压 13

  天然降压药，营养处方单 15

  特色茶疗，辅助降压 22

外治古方，降压找中医 24

  穴位按摩来降压 24

  反射区按摩来降压 27

药物贴敷来降压 ⋯⋯⋯⋯⋯⋯⋯⋯⋯⋯⋯⋯⋯⋯ 29

药浴也降压 ⋯⋯⋯⋯⋯⋯⋯⋯⋯⋯⋯⋯⋯⋯⋯⋯⋯ 31

简单小运动，有助降血压 ⋯⋯⋯⋯⋯⋯⋯⋯⋯⋯⋯⋯⋯ 33

高血压患者适宜做的运动 ⋯⋯⋯⋯⋯⋯⋯⋯⋯⋯ 33

有利于降低血压的小动作 ⋯⋯⋯⋯⋯⋯⋯⋯⋯⋯ 34

高血压患者不宜做的运动 ⋯⋯⋯⋯⋯⋯⋯⋯⋯⋯ 36

生活细节多注意，血压不易高 ⋯⋯⋯⋯⋯⋯⋯⋯⋯⋯ 37

讲究睡眠，稳定血压 ⋯⋯⋯⋯⋯⋯⋯⋯⋯⋯⋯⋯ 37

每日梳头，有利血压 ⋯⋯⋯⋯⋯⋯⋯⋯⋯⋯⋯⋯ 38

不躁不怒，血压平稳 ⋯⋯⋯⋯⋯⋯⋯⋯⋯⋯⋯⋯ 38

穿衣略松些，血压波动小 ⋯⋯⋯⋯⋯⋯⋯⋯⋯⋯ 39

用力忌过猛，以免血压骤升 ⋯⋯⋯⋯⋯⋯⋯⋯⋯ 39

过敏季节，高度防范高血压 ⋯⋯⋯⋯⋯⋯⋯⋯⋯ 39

高血压患者洗澡时谨防意外发生 ⋯⋯⋯⋯⋯⋯⋯ 40

远离噪声，让心神安宁 ⋯⋯⋯⋯⋯⋯⋯⋯⋯⋯⋯ 40

控制体重，降低血压 ⋯⋯⋯⋯⋯⋯⋯⋯⋯⋯⋯⋯ 40

第2章
高血糖的诊疗与调养

高血糖的自我介绍 ⋯⋯⋯⋯⋯⋯⋯⋯⋯⋯⋯⋯⋯⋯⋯ 42

血糖，人体热量之源 ⋯⋯⋯⋯⋯⋯⋯⋯⋯⋯⋯⋯ 42

血糖高不等于高血糖 ⋯⋯⋯⋯⋯⋯⋯⋯⋯⋯⋯⋯ 43

高血糖不是空穴来风 ⋯⋯⋯⋯⋯⋯⋯⋯⋯⋯⋯⋯ 44

高血糖的偏爱人群名录 ⋯⋯⋯⋯⋯⋯⋯⋯⋯⋯⋯ 45

这些临床症状，你有过吗 ⋯⋯⋯⋯⋯⋯⋯⋯⋯⋯ 45

你被高血糖拖累了吗 ⋯⋯⋯⋯⋯⋯⋯⋯⋯⋯⋯⋯ 46

高血糖得确诊，用药需谨慎 ⋯⋯⋯⋯⋯⋯⋯⋯⋯⋯⋯ 47

血糖不稳定，自我勤监测 ⋯⋯⋯⋯⋯⋯⋯⋯⋯⋯ 47

出现这些情况立即就医 …………………………………………… 48

血糖检查前的注意事项 …………………………………………… 49

找对医生，做对检查 ……………………………………………… 49

确诊之后，遵医选药 ……………………………………………… 50

高血糖人群如何安全用药 ………………………………………… 51

口服降糖药需把握好时间 ………………………………………… 51

易引起血糖波动的日常药物 ……………………………………… 52

降低血糖也可使用中药及降糖配方 ……………………………… 53

教你积极应对降糖药物的不良反应 ……………………………… 54

营养处方，高血糖被"吃掉" ……………………………………… 55

合理饮食，稳定血糖 ……………………………………………… 55

天然降糖药，营养处方单 ………………………………………… 57

特色茶疗，辅助降糖 ……………………………………………… 65

外治古方，降糖找中医 …………………………………………… 67

穴位按摩来降糖 …………………………………………………… 67

反射区按摩来降糖 ………………………………………………… 70

药物贴敷来降糖 …………………………………………………… 72

药浴也降糖 ………………………………………………………… 75

简单小运动，随时降血糖 ………………………………………… 77

高血糖患者适宜做的运动 ………………………………………… 77

有利于降低血糖的小动作 ………………………………………… 79

高血糖患者不宜运动的典型情况 ………………………………… 80

生活细节多注意，血糖好控制 …………………………………… 81

睡眠规律，血糖稳定 ……………………………………………… 81

少泡温泉，减少并发症 …………………………………………… 82

减肥适度，血糖不升 ……………………………………………… 82

情绪稳定，血糖不高 ……………………………………………… 83

服药期间开车需谨慎 ……………………………………………… 83

谨防腹泻 …………………………………………………………… 84

重视眼睛的护理 84

第 **3** 章
高脂血症的诊疗与调养

高脂血症的自我介绍 86

血脂，储备起来的热量 86

一过性血脂高不等于高脂血症 87

高脂血症的产生原因 87

你对高脂血症的误会有多深 88

你被高脂血症拖累了吗 89

高脂血症得确诊，用药需谨慎 90

出现这些情况立即就医 90

血脂检查前的注意事项 91

找对医生，做对检查 91

高脂血症人群如何安全用药 92

确诊之后，对症选药 93

易引起血脂升高的药物 94

降低血脂也可使用中药及降脂配方 94

营养处方，高血脂被"吃掉" 95

合理饮食，稳定血脂 95

天然降脂药，营养处方单 97

特色茶疗，辅助降血脂 104

外治古方，降脂找中医 106

穴位按摩来降脂 106

反射区按摩来降脂 109

药物贴敷来降脂 111

药浴也降脂 114

简单小运动，随时降血脂 116

　　高脂血症患者适宜做的运动 116

　　有利于降低血脂的小动作 118

　　高脂血症患者不宜做的运动 119

生活细节多注意，血脂不易高 120

　　改善便秘，血脂降得快 120

　　泡泡温泉，调节血脂不升高 121

　　释放压力，血脂降下来 121

　　控制体重，调节血脂 122

第 4 章

高尿酸血症的诊疗与调养

高尿酸血症的自我介绍 124

　　嘌呤代谢，最终形成尿酸 124

　　高尿酸血症不等于痛风 124

　　高尿酸血症寻根究源 125

　　高尿酸血症能自行恢复正常吗 127

　　高尿酸血症的影响因素 127

　　这些临床症状，你有过吗 128

　　高尿酸血症的程度自测表 129

　　你被高尿酸血症拖累了吗 130

高尿酸血症得确诊，用药需谨慎 131

　　出现这些情况立即就医 131

　　找对医生，做对检查 131

　　确诊之后，遵医选药 132

　　高尿酸血症人群的用药原则及须知 133

　　降低尿酸也可使用中药 134

营养处方，高尿酸被"吃掉" 135

合理饮食，稳定尿酸 135

高尿酸血症患者每日饮食计划 137

天然降尿酸药，营养处方单 138

特色药汁，辅助降尿酸 143

外治古方，降尿酸找中医 144

穴位按摩来降尿酸 144

反射区按摩来降尿酸 147

药物贴敷来降尿酸 149

药浴也降尿酸 152

简单小运动，随时降尿酸 153

高尿酸血症患者适宜做的运动 153

有利于降低尿酸的小动作 154

生活细节多注意，尿酸不易高 156

早睡不晚睡，尿酸稳定 156

一定戒掉啤酒 157

每日喝水不多也不少 157

冬夏季节，高尿酸血症患者的注意事项 157

第 5 章
肥胖症的诊疗与调养

肥胖症的自我介绍 160

脂肪，能量的提供者 160

肥胖不完全等同于体重增加或超标 160

肥胖症的形成不是空穴来风 161

肥胖症的高发人群名录 162

这些临床症状，你有过吗 162

你被肥胖症拖累了吗 163

肥胖症得确诊，用药需谨慎 164

多称体重，自我检测脂肪率 ⋯⋯⋯⋯⋯⋯⋯⋯⋯⋯⋯ 164

找对医生，做对检查 ⋯⋯⋯⋯⋯⋯⋯⋯⋯⋯⋯⋯⋯⋯ 164

确诊之后，遵医选药 ⋯⋯⋯⋯⋯⋯⋯⋯⋯⋯⋯⋯⋯⋯ 165

肥胖症人群的用药原则及须知 ⋯⋯⋯⋯⋯⋯⋯⋯⋯⋯ 166

易引起体重增加的药物 ⋯⋯⋯⋯⋯⋯⋯⋯⋯⋯⋯⋯⋯ 167

中药减肥也不错 ⋯⋯⋯⋯⋯⋯⋯⋯⋯⋯⋯⋯⋯⋯⋯⋯ 167

营养处方，脂肪被"吃掉" ⋯⋯⋯⋯⋯⋯⋯⋯⋯⋯⋯⋯⋯ 170

肥胖者应坚持的饮食方式 ⋯⋯⋯⋯⋯⋯⋯⋯⋯⋯⋯⋯ 170

天然减肥药，营养处方单 ⋯⋯⋯⋯⋯⋯⋯⋯⋯⋯⋯⋯ 171

喝出标准体重 ⋯⋯⋯⋯⋯⋯⋯⋯⋯⋯⋯⋯⋯⋯⋯⋯⋯ 175

外治古方，减肥瘦身找中医 ⋯⋯⋯⋯⋯⋯⋯⋯⋯⋯⋯⋯ 179

穴位按摩来减肥 ⋯⋯⋯⋯⋯⋯⋯⋯⋯⋯⋯⋯⋯⋯⋯⋯ 179

反射区按摩来减肥消脂 ⋯⋯⋯⋯⋯⋯⋯⋯⋯⋯⋯⋯⋯ 182

药物贴敷来减轻体重 ⋯⋯⋯⋯⋯⋯⋯⋯⋯⋯⋯⋯⋯⋯ 184

药浴也减肥 ⋯⋯⋯⋯⋯⋯⋯⋯⋯⋯⋯⋯⋯⋯⋯⋯⋯⋯ 187

简单工具外治，消脂又塑形 ⋯⋯⋯⋯⋯⋯⋯⋯⋯⋯⋯ 188

简单小运动，随时减体重 ⋯⋯⋯⋯⋯⋯⋯⋯⋯⋯⋯⋯⋯ 189

无处不在的减肥运动 ⋯⋯⋯⋯⋯⋯⋯⋯⋯⋯⋯⋯⋯⋯ 190

有利于减肥燃脂的小动作 ⋯⋯⋯⋯⋯⋯⋯⋯⋯⋯⋯⋯ 193

肥胖者不宜做的运动 ⋯⋯⋯⋯⋯⋯⋯⋯⋯⋯⋯⋯⋯⋯ 195

生活细节多注意，身体不发胖 ⋯⋯⋯⋯⋯⋯⋯⋯⋯⋯⋯ 196

睡得刚刚好，减肥不反弹 ⋯⋯⋯⋯⋯⋯⋯⋯⋯⋯⋯⋯ 196

洗洗冷水澡，不容易发胖 ⋯⋯⋯⋯⋯⋯⋯⋯⋯⋯⋯⋯ 196

如厕也得有规律 ⋯⋯⋯⋯⋯⋯⋯⋯⋯⋯⋯⋯⋯⋯⋯⋯ 196

晒太阳也能减肥 ⋯⋯⋯⋯⋯⋯⋯⋯⋯⋯⋯⋯⋯⋯⋯⋯ 197

饿了想吃东西，请再忍30分钟 ⋯⋯⋯⋯⋯⋯⋯⋯⋯⋯ 198

细嚼慢咽，消化慢一点 ⋯⋯⋯⋯⋯⋯⋯⋯⋯⋯⋯⋯⋯ 198

第1章

高血压的诊疗与调养

　　在中国，高血压患者超过3.3亿。近20年来，因高血压引发的各种心脑血管疾病的死亡率也名列前茅。可见，早预防、早治疗对高血压患者来说是至关重要的。高血压作为一种生活方式或饮食方式疾病，最好的预防与控制方法是养成健康的生活方式，从饮食、运动、生活细节处入手，积极地配合医生的治疗，并结合一些中医自然疗法，如药物贴敷、药浴、穴位按摩等，全方位、多角度地控制或降低血压，有效地防治各种并发症，提高患者的自我保健意识，做好自身的健康管理。

高血压的自我介绍

高血压的发病人群越来越年轻化，并严重威胁着人们的健康，在医学界被称为"沉默的杀手"。这主要是因为高血压并不容易被人察觉，大多数患者并不了解自己的病情，对高血压的认识也过于肤浅。俗话说，知己知彼方能百战不殆，接下来就一起来认识一下高血压吧！

血压，血液流动的推动者

血压，是血液流动过程中对血管壁产生的一定压力。平时生活中，我们并不能感受到血压的存在，唯有通过血压计的测量才能准确得知具体数值以及它正常与否。

血液流动的过程其实就是所谓的血液循环。在人体内，血液主要通过两套循环系统进行循行：

◎肺循环：进入肺循环的血液含有大量的二氧化碳，经由毛细血管流到肺部，又由肺部将这些血液净化，再回到心脏。

◎体循环：进入体循环的血液含有丰富的氧与营养物质，这些养分跟着血液由心脏出发传输于人体的各个器官及其细胞中。

这两套循环系统中的血液之所以会流动，主要得力于左、右心泵血所产生的压力，而且每个循环系统下的各个部分的血液都必须处于一定的压力之下，否则难以维持良好的血液循环。

血液在血管中的流动主要是由血压推动的，其中对动脉施加的压力叫做动脉血压，对静脉施加的压力叫做静脉血压，对毛细血管施加的压力就叫做毛细血管血压。同样为血压，每种血管形成的血压却是不同的。比如，大动脉与末梢细动脉的血压就大不相同。可见，测量身体不同部位的血压极有可能会得到不一样的数值，这属于正常现象。一般情况下，动脉血压要远远高于静脉血压，医生口中的血压专指动脉血压。

用血压计测量出来的血压主要是收缩压与舒张压。只要心脏的左心室收缩，心脏的血液将会输送于大动脉之中，这时便会产生收缩压，也就是所谓的高压；

当血液被输送至大动脉，大动脉扩张，血压会大量积聚在大动脉上，慢慢输送到身体的末梢动脉处，此时形成舒张压，也就是所谓的低压。

血压高不等于高血压

高血压并非只是单纯的血压高一点！很多人在日常生活中都会测量血压，主要目的就是了解自己的血压是否超标，那么医学上高血压是如何定义的呢?

⚇ 西医眼中的高血压

在未使用降压药物的情况下，在不同的时间里，3次测量血压，取平均值。如果结果显示：收缩压≥140毫米汞柱（1mmHg＝0.133kPa）和（或）舒张压≥90毫米汞柱。也就是说，一个正常人在安静状态下，高压应该低于140毫米汞柱，低压则应低于90毫米汞柱。其中任何一项高于正常值，即为高血压。比如，一个人安静时的血压为120/95毫米汞柱，尽管高压在正常范围之内，但低压大于90毫米汞柱，故仍要判定为高血压。还有一类人曾经患有高血压，现在正在服用降压药，血压虽然已经低于140/90毫米汞柱，仍然要判定为高血压。根据血压升高水平，又进一步将高血压分为1级、2级和3级（表1-1）。

表1-1 血压水平分类和定义

分类	收缩压（毫米汞柱）	舒张压（毫米汞柱）
正常血压	120和（或）	80
1级高血压（轻度）	140～159和（或）	90～99
2级高血压（中度）	160～179和（或）	100～109
3级高血压（重度）	≥180和（或）	≥110

注：当收缩压和舒张压分属于不同级别时，以较高的分级为准

⚇ 中医眼中的高血压

高血压不易被察觉，定期检查血压很关键，平日里除了经常测量血压之外，还应通过"望、闻、问、切"等方式来判断自己是否有患高血压的倾向。

◎望：中医诊断的基本要求。脸色红润、脖子粗短、眼泛红丝、额头青筋跳动，而且耳背两条小血管明显暴露，舌颜色偏红、舌苔黄腻，有可能是高血压的预兆。

◎闻：听音辨味。高血压本身不会散发出特殊的气味，但在声音方面若有点气喘吁吁、气若游丝，结合"望"过程中的症状表现，患有高血压的可能性会更高。

◎问：中医首先就要问清楚患者的家族病史，比如家人有无高血压、心脏病或脑卒中等病史。另外，中医通过询问患者症状表现，大致可以了解病情的轻重缓急。

◎切：切就是所谓的把脉。高血压患者的脉象通常比较复杂，以弦脉、沉脉为主。弦脉即紧紧绷住的脉，脉搏跳动就好像在弹奏吉他的钢弦；沉脉即隐晦不显的脉，脉搏跳动较难摸到。

高血压不是空穴来风

从医学角度看，导致血压升高的原因非常多，但主要的还是因为心脏泵血功能增强，以至于泵出的血液实在太多了。再者，心脏泵出如此多的血液，可细小动脉发生了硬化的危险，此时血管无法扩张，血流经过狭窄的血管时，血压必然会升高。当然，肾脏出现问题，体内多余的钠盐与水分滞留在体内，循环的血液容量曾多，血压也会升高。

引起高血压的因素众多，但最直接的因素还是血压失去了自我调节的能力。流行病学的研究调查显示：目前高血压主要还是因为大脑皮质功能紊乱和高级神经中枢功能失调导致的。当然，内分泌与体液出现问题也会使血压受到影响。一般情况下，外界环境的干扰或自身受到严重打击，个人情绪多半会出现异样，精神状态不佳，大脑皮质功能失调，血管开始急速收缩，血压就会升高。

高血压的高发人群名录

从日常生活出发，高血压的高发人群主要有以下几种。

◎高血压患者的后代：医学研究已经证实，血压的遗传因素很强，其中高血压患者有一半左右是有家族史的。当然，即便如此，也并不意味着父母患有高血压，子女就一定会患上高血压。

◎肥胖者：越胖的人越容易患高血压，故肥胖者应该适当减肥，尽量使体重达标。

◎相关疾病者：人体之所以能够运转起来，大多是由肝脏功能掌控或协助完成的，不少慢性病也是由肝功能受损或出现障碍导致的，比如肥胖症、痛风、高血压及脂肪肝等。另外，有肾脏疾病或内分泌出现紊乱，血压也比较容易升高。糖尿病患者，尤其是2型糖尿病患者同时患高血压的可能性也更高。

◎过度喝酒者：相关研究表明，每天饮白酒30毫升，收缩压大约会增高4毫米汞柱，舒张压则会增高2毫米汞柱，患有高血压的概率几乎是百分之百。

◎高盐饮食者：日常生活中若是吃太多的食盐，血压会升高，食盐进入人体之后，会分解成氯和钠离子，这样血液中的钠离子含量会增多，水钠潴留便会产生，血压也就会跟着升高。

高能情报站： **你知道吗？**

动脉血压在离心脏最近的地方最高，沿着动脉，离心脏会越来越远且越来越低，所以，测量血压应该在肘关节上方进行，此处的动脉是肱动脉，这是目前世界公认的血压测量标准位置。

这些临床症状，你有过吗

高血压早期症状经常被人忽视，对高血压知识不够了解，自我保健意识不强，对自身血压情况不够重视，久而久之血压就会一发不可收拾地上升，一些严重的症状就会接踵而至。为此，将一些高血压早期的症状介绍如下。

◎阵发性眩晕，血压可能升高了。血压长期过高，血管弹性变差，血管壁变硬，血流不畅，血氧供应不足，容易诱发眩晕。

◎夜间难以入眠，可能是高血压发出的信号。高血压患者脑动脉往往存在不同程度的硬化，大脑缺血、缺氧在所难免，大脑功能由此变得紊乱，中枢神经调节就会失灵，失眠就会出现。

◎胸闷不畅快，心脏受到血压升高的压迫引起。高血压患者常感到心胸烦闷，也就是呼吸费劲，总觉得气不够用，甚至有些人会感觉有块石头压着胸口，透不过气来或呼吸困难。

◎心悸不安宁，可能是高血压的初发表现。初发高血压时，神经调节失衡，交感神经过度兴奋，心率加快，心脏收缩加快，心脏的排血量增加，血压便会上升，这时患者就会出现心悸不安的症状。

◎后脑疼痛，伴有呕吐，血压可能急剧升高。后脑部疼痛不止，并伴有恶心、呕吐等不适，可能是高血压的前兆。

你被高血压拖累了吗

动脉压若一直处于上升状态，全身的小动脉就会逐渐硬化，五脏六腑的血液供应不足，引发诸多并发症，其中对心脏、血管、脑部、肾等部位的影响最大。

1.高血压对心脏的影响：高血压给血管造成强大的压力，血管就会逐渐变硬、变窄，血液输送不畅，心脏只好更用力地做着收缩运动，左心室就会慢慢变得肥大。一旦冠状动脉发生病变，缺血性心脏病就会发生，造成心绞痛、心肌梗死等。

2.高血压对血管的影响：高血压易使血管硬化、动脉壁坏死，甚至导致血管破裂、血管剥离等，引起身体疼痛。

3.高血压对脑部的影响：血管阻塞发生在脑部，极易出现中风，比如脑血栓、脑栓塞等。血栓是脑部动脉壁有血块凝结，堵住了血管；后者的血块除来自脑部之外，也可能是其他部位的血栓随着血液循环被带到脑血管中，堵住血管。

4.高血压对肾的影响：高血压影响了肾内的微血管，一旦血管破裂，肾功能降低，容易导致肾衰竭。

高能情报站：　　　　你知道吗?

你若是对中医略懂一二，经常感觉小腿前侧的足三里穴及悬钟穴有明显的肿胀不适，则有可能是高血压的预警。所以在日常生活中要多注意自己的小腿是否出现了异样或不适，以免耽误了对高血压的控制。

高血压得确诊，用药需谨慎

血压并非一成不变，而是无时无刻、随时随地都在变化着，所以需要经常测量。一旦确诊为高血压，就得遵医嘱服药，并要积极地应对降压药物给人体带来的不良反应。

血压不稳定，居家勤自测

随着生活水平的不断提高，很多高血压患者在家准备了血压计。那么，我们应该如何正确地使用血压计测量自身的血压呢？

1.仪器选择：选择符合计量标准的水银血压计或经过验证的电子血压计。

2.正确测量步骤：

第一，使用大小合适的气囊袖带，将血压计的橡皮球的旋钮打开，放空气体。

第二，露出左臂，带上气囊袖带，把听诊器放在胳膊弯曲的小窝处，即肱动脉处。

第三，将听诊器戴到耳朵上，一只手不断地捏橡皮球，使水银柱升高，直到捏到刻度220毫米汞柱以上，然后慢慢地放橡皮球里的气体，同时听听诊器里的声音，第一声是高压，最后一声就是低压。高压若是120毫米汞柱，低压80毫米汞柱，则为正常血压值。

第四，把橡皮球气体放掉，收拾好所有的仪器。

3.注意事项：气囊至少应包裹80%上臂。测量时手臂要有支撑，且与心脏保持齐平，背部与双足最好都要有稳定的支撑。只需要测量单侧手臂的血压，连续测量3次，分别记录下每次的血压值，每周最好测量2次左右。测量的时间段最好覆盖一天中的各个时间段。最好能定期去医院对血压计进行矫正。

出现这些情况立即就医

日常生活中除了经常监测自己的血压值之外，还得多关注自己的身体状况，及时发现高血压的征兆，及时地就医诊疗，将高血压的危害降到最低。

经常耳鸣：高血压往往会使得血液从脑部毛细血管向外渗出，进而导致脑压过高，从而引起耳鸣。

打鼾严重：睡觉时患者若是出现严重的打鼾，交感神经在憋气或惊醒时多半会受到较大刺激，引起血管急速收缩，进而引起血压升高。

记忆减退：血压若是持续升高，血管将一直保持紧张状态，使脑细胞疲劳，从而导致记忆减退。一般来说，高血压病情越严重，记忆力损害速度越快。

眼布满红血丝：高血压容易导致血管扩张或破裂，眼白部分便容易留下红血丝。当然，这并不能完全确认为高血压的征兆，但一旦伴有眼红肿、疼痛等不适，则要考虑高血压的风险了。

找对医生，做对检查

疾病确诊自行判断难免会失误，准确的检查还是得在医院进行，检查结果也得由专业医生来判断，而且早诊断、早知道，才能早治疗（表1-2）。

表1-2　高血压检查的具体项目

如何做检查	具体项目内容
检查前的准备	◎患者要放松心情，最好到医院之后休息半小时左右 ◎排空膀胱 ◎最好别喝酒、咖啡与浓茶 ◎检查前尤其要注意停止吸烟
就诊挂号	心血管内科，简称"心内科"
检查项目	◎化验尿常规以及血液生化，检查肾功能、尿酸、血脂、血糖以及电解质情况 ◎做心电图，拍胸部X线，检查患者的心功能状况，判断患者是否心脏肥大，有无心肌损伤或者合并冠心病 ◎做眼底检查，了解患者小动脉损伤情况，对高血压进行分级

确诊之后，遵医选药

高血压并不可怕，只要积极地配合医生的治疗，一般都会使血压恢复正常水平。当然，其中最重要的一点就是要了解相关的用药常识，掌握正确的服药方法。

1.降压药物治疗的时机：

◎高危、很高危或3级高血压患者，应立即开始降压药物治疗。

◎确诊的2级高血压患者，应考虑开始药物治疗。

◎1级高血压患者，可在生活方式干预数周后，血压仍≥140/90毫米汞柱时，再开始降压药物治疗。

2.常用药物：包括钙通道阻滞药、血管紧张素转换酶抑制药（ACEI）、血管紧张素受体阻断药（ARB）、利尿药和β受体阻断药5类。表1-3整理的只是部分降压药，其服用方法及不良反应都简单地介绍了一下。

表1-3 部分降压药的服用方法及不良反应

口服降压药物	每天剂量（毫克）	分服次数	主要不良反应
钙通道阻滞药			
二氢吡啶类：			踝部水肿，头痛，潮红
氨氯地平	2.5～10	1	
控释片	30～60	1	
左旋氨氯地平	1.25～5	1	
非洛地平缓释片	2.5～10	1	
利尿药			
噻嗪类利尿药：			血钾减低，血钠减低，血尿酸升高
袢利尿药：			血钾减低
保钾利尿药：			血钾增高
螺内酯	20～40	1～3	血钾增高，男性乳房发育
伊普利酮	50～200	1	血钾增高，男性乳房发育
β受体阻断药			支气管痉挛，心功能抑制
比索洛尔	2.5～10	1	
美托洛尔平片	50～100	2	
美托洛尔缓释片	47.5～190	1	
血管紧张素转换酶抑制药			咳嗽，血钾升高，血管性水肿
卡托普利	25～300	2～3	
依那普利	2.5～40	2	
贝那普利	5～40	1～2	
赖诺普利	2.5～40	1	
雷米普利	1.25～20	1	
血管紧张素II受体阻断药			血钾升高，血管性水肿（罕见）
氯沙坦	25～100	1	
缬沙坦	80～160	1	
厄贝沙坦	150～300	1	

高血压人群的用药原则及须知

1.用药原则：降压药物应用应遵循以下4项原则，即小剂量开始、优先选择长效制剂、联合用药及个体化。

◎小剂量开始：初始治疗时通常应用较小的有效治疗剂量，并根据需要，逐步增加剂量。降压药物需要长期或终身应用，药物的安全性和患者的耐受性，重要性不亚于或甚至更胜过药物的疗效。

◎优先选用长效制剂：尽可能使用一天一次给药而有持续24小时降压作用的长效药物，以有效控制夜间血压与晨峰血压，更有效预防心脑血管并发症发生。如使用中、短效制剂，则需每天2~3次用药，以达到平稳控制血压的目的。

◎联合用药：为了增加降压效果又不增加不良反应，在低剂量单药治疗疗效不满意时，可以采用两种或多种降压药物联合治疗。事实上，2级以上高血压为达到目标血压常需联合用药。对血压≥160/100毫米汞柱或中危及以上患者，起始即可采用小剂量两种药联合治疗，或用小剂量固定复方制剂。

◎个体化：根据患者具体情况和耐受性及个人意愿或长期承受能力，选择适合患者的降压药物。

2.安全服药须知：高血压患者在医生指导下服药时，还得注意以下几点。

◎用药剂量不可过大：降压过快会导致心、脑、肾等严重缺血，会增加脑卒中、心绞痛的发生危险。

◎临睡前不宜服药：睡觉时人体新陈代谢变慢，血压会降低，若睡前服用降压药，则可能会使血压大幅下降，血流量减少，极易引发缺血性脑卒中、心绞痛、心肌梗死等。

◎用药不宜时断时续：坚持服用降压药，可减少并发症的发生，若突然停药，很有可能使血压突然变高，从而引发头晕、头痛、乏力等一系列不适。

易引起血压升高的常用药物

药物可以治病，但服用不当也可致病。其中口服避孕药、强的松、地塞米松等激素类药物，消炎痛、保泰松等止痛类药物，特别容易导致血压升高，高血压患者应避免这些药物。当然，药物升压的作用是有限的，一般停药后血压都会有所下降。一旦服用某种药物后出现了头晕、失眠、记忆力下降等高血压症状，应立即就医，根据医嘱来调整药物的剂量与种类。

另外，使用抗高血压药物进行治疗时一定要避免同类药物同时服用。比如，硝苯地平与络活喜同属钙通道阻滞药，不宜同时服用；又比如，卡托普利与开博通名称不同，但其实就是同一种药物，同时服用，极易造成严重后果。

降低血压也可使用中药及降压配方

降低血压可以使用西药，同样可以使用中草药，效果可能有点慢，但不良反应会更小。

莲子：扩张外周血管——参片莲子汤

黄芪：扩张外周血管——黄芪普洱茶

枸杞子：促进血液循环，防止动脉硬化——枸杞菊花茶

菊花：增加血流量——菊花炒决明子茶

山药：阻止血脂在血管壁的沉积——山药绿豆羹

天麻：改善心肌血液循环——天麻钩藤红枣羹

钩藤：扩张血管、降低血压——夏枯草钩藤饮

炒决明子：抑制血清胆固醇升高——炒决明子莲心茶

夏枯草：清热利尿来降压——夏桑菊饮

玉米须：促进钠排出——玉米须茶

杜仲：促进血液循环——杜仲茶

桑枝：祛风湿、通经络——桑枝青叶茶

葛根：增加冠状血管血流量——葛根粉粥

大黄：促进排便压力小——大黄绿豆汤

淫羊藿：补肾壮阳来降压——淫羊藿海参汤

牡丹皮：活血通经降压快——丹皮山楂汤

三七：扩张血管来降压——三七粉

酸枣仁：养心安神巧降压——酸枣仁粥

鹿茸：滋补降压最有效——鹿茸红枣牛肉煲

黄芩：扩张外周血管——黄芩水

罗布麻：增加冠状动脉流量——罗布麻茶

地骨皮：扩张血管——地骨皮牡蛎汤

防己：增加冠状动脉流量——防己绿豆汤

川芎：预防血栓形成——川芎三七枸杞茶

丹参：扩张外周血管——丹参枸杞子汤

莱菔子：预防动脉粥样硬化——莱菔子枸杞茶

降低血压的中成药不妨一试

西药不良反应较大，中药熬制起来太麻烦，此时不妨试一试降压的中成药
（表1-4），吃起来方便，降压效果也不错。

表1-4　常用的降压中成药

中成药药名	口服	作用	适用人群	辅助治疗疾患
安宫降压丸	每次1~2丸，每日2次	清热镇惊、平肝降压	肝阳上亢型高血压患者	头晕目眩、头痛、心悸、失眠多梦等不适
山菊降压片	每次3片，每日3次	清热泻火、平肝潜阳	肝火旺盛、肝阳上亢型高血压患者	头痛、眩晕、心悸、耳鸣、健忘、腰膝酸软、五心烦热、失眠等
天麻钩藤颗粒	每次3片，每日3次	平肝息风、清热安神	肝风内动、肝阳上亢型高血压患者	头痛、眩晕、耳鸣、眼花、失眠、心烦易怒等
复方丹参片	每次3片，每日3次	活血化瘀、理气止痛	气滞血瘀型高血压患者	胸痹、胸闷、头痛、头晕、心烦易怒、失眠多梦、气喘乏力等
高血压速降丸	每次20粒，每日2次	清热息风、平肝降逆	虚火上炎型高血压	目眩、头晕、颜面红赤、烦躁不安、言语不清、头重脚轻、行步不稳、知觉减退等
脑心通胶囊	每次2~4粒，每日3次	行气活血、化瘀通络	气虚血滞、脉络瘀阻型高血压患者	肢体麻木、头痛、头晕、心痛、胸闷、心悸、气短等
山绿茶降压片	每次2~4片，每日3次	清热解毒、平肝潜阳	肝阳上亢型、肝火上炎型高血压患者	目赤肿痛、面红身热、头痛、心烦易怒、失眠多梦、口苦、口干等
罗布麻降压片	每次4~6片，每日3次	平肝潜阳、息风活血、通络止痛	肝阳上亢、瘀血阻络型高血压患者	头晕、烦躁易怒、耳鸣、耳聋等

营养处方，高血压被"吃掉"

民以食为天，"病"也多从口入，高血压也不例外，故高血压患者务必要从饮食着手控制血压，不少营养处方可以发挥一定的调节血压的功效。

合理饮食，稳定血压

合理的膳食有助于调节机体功能，从而对某种疾病起到防御、改善或治愈等作用。高血压也不例外！合理规划膳食，限制热量的摄入，控制肥胖，是控制血压升高的有效手段之一。民以食为天，面对美食的诱惑，高血压患者务必要把好入口关。

1.饮食有节。即避免暴饮暴食、过饱或过饥，保证定时定量。另外，还得不挑食、不厌食、不偏食，保证食物营养均衡，种类全面，以免营养不良或营养过剩。

2.低盐饮食。盐摄入过多，血压容易升高，心肌梗死、血管硬化等问题也比较容易发生，给血管壁造成严重损伤。高血压患者一定要严格控制钠盐的摄入量，一般每天控制在3克之内。

3.低胆固醇、低脂肪饮食。为了防止动脉粥样硬化的发生，饮食上一定要保证低胆固醇或低脂肪。因为脂肪若是摄入过多容易引起肥胖，在一定程度上会使血压升高。另外，若是长期食用高胆固醇的食物，体内容易堆积脂质，导致高脂血症的出现，加重高血压病情。

4.补充营养，调节血压。

◎高钙：钙可有效地调节人体心肌代谢、改善血液循环，从而控制血压，故高血压患者不妨多食些奶制品、豆制品、虾皮等，保证钙含量的充足。

◎高钾：钾有利于增强血管的弹性，帮助胆固醇顺利排出，进一步降低血压，故高血压患者可以多吃些葡萄干、香蕉、银耳、紫菜、黄豆等。

◎高纤维素：小米、玉米、面粉、燕麦等粗杂粮中富含植物纤维素，有利于胆固醇的排出，并控制血压，可多吃一些。另外，新鲜的蔬果中纤维素的含量也比较丰富，适宜多吃些。

◎高维生素：黄瓜、西红柿、芹菜、豆角等富含维生素B_1、维生素B_2、维生素B_{12}，适宜多吃。另外，富含维生素C的果蔬也应该多吃些，有利于抑制与缓解高血压。

5.尽量少吃的食物别贪嘴。

◎有些食物含有丰富的营养，高血压患者可以适量食用，但不宜吃太多，以免血压升高。这类食物主要包括：富含大量油脂的坚果与种子类食物，比如腰果、核桃、花生、瓜子等。对于这些食物，每日的食用量应控制在20克以内，即一小把的量。日常烹调时所使用的油也尽量采用花生油、橄榄油、大豆油、玉米油及葵花子油，食用量控制在每人每天20~25克，相当于白瓷勺的3勺左右。

◎避免辛辣食物，如朝天椒、辣酱、辣椒、胡椒、辣油等，尽量少吃，最好不吃。

◎日常生活中，诸如咖啡、浓茶、烟酒、可可等易使人兴奋的食物最好少食。

◎鸡蛋虽好，少吃为妙。鸡蛋中富含蛋白质，而且胆固醇含量也很高，鸡蛋黄中的胆固醇含量尤其高。人体内的胆固醇含量一旦增高，血压多半会升高，所以高血压患者对鸡蛋最好还是敬而远之。但这并不表示高血压患者就不能吃鸡蛋。毕竟鸡蛋中的卵磷脂有助于胆固醇的排出，故高血压患者只要将体内的胆固醇含量控制在每100毫升血液中含量在300毫克以下即可。也就是说，高血压患者每日吃1个鸡蛋最好不过，切忌多吃。

6.每日坚持1杯奶。研究表明，乳制品有助于燃烧体内脂肪，为身体健康保驾护航。有实验证实，每天喝2杯酸奶的高血压患者体重平均下降了5千克，血压也更加平稳了。这是为什么呢？酸奶中富含钙质，钙可促进脂肪的燃烧，抑制肥胖，从而帮助降低血压。可想而知，日常生活中多喝些酸奶、牛奶，多吃些奶酪，对预防与改善高血压有极大的好处。从合理的膳食规划角度看，高血压患者应该每天食用3份乳制品，或者每天坚持喝200克左右的牛奶。

高能情报站：　　　　　你知道吗？

高血压患者绝对不能吃的食物主要是指富含动物性油脂、胆固醇过高及过量油脂烹调出来的食物。

×动物性油脂过高的食物：猪油、羊油、牛油、肥肉、皮脂、奶油等。

×胆固醇过高的食物：蟹黄、虾卵、动物内脏、鱼卵等。

×过量油脂烹调的食物：炸糕、炸薯条、方便面、奶油蛋糕、油炸薯片等。

天然降压药，营养处方单

❀ 玉米须煎茶，促代谢降压

1.玉米须茶：玉米须50克。洗净，放入锅中，倒入清水500毫升，大火煮沸后改用小火煎煮至250毫升即可。放凉后加入蜂蜜调服，代茶频饮。

2.玉米须菊明茶：玉米须15克，决明子10克，菊花5克。将玉米须、决明子、甘菊花一起入沸水中稍煮，倒出茶水，分多次温服即可。

玉米须，别名龙须，就是玉米的干燥花柱。中医典籍中早有记载，玉米须味甘、性平，具有利尿泻热、平肝利胆之功效，善治高血压以及小便不利、水肿等并发症。以上两道处方，口感清爽解渴、味道香甜清香，玉米须则是其中的点睛之物。第一道处方中玉米须与蜂蜜的润燥作用相得益彰，在降压利水的同时还可改善睡眠质量，尤为适用于肝火上炎、肝阳上亢型高血压患者。第二道处方在第一道处方的基础上加入了决明子、菊花等，可治高血压引起的头晕目眩、视物不清等不适。当然，玉米须茶还可以用来煮粥，用蜂蜜调味，降压效果也不错。

然而，玉米须的降压功效强且迅速，上述处方最好一次性不要吃太多，以免血压下降得太快。另外，胆汁反流者最好不要轻易用玉米须来降压。

紧急警示牌

使用玉米须降压的同时排尿量会明显增加，此时需要及时补充水分，否则体液大量流失会造成身体越来越虚弱！

 【其他营养处方】

1.冬瓜片玉米须茶：玉米须50克，冬瓜皮20克，姜片5片。小火熬煮，温服。特别适合高血压并发肾病水肿者饮用。

2.玉米须黑豆猪肉汤：玉米须30克，黑豆20克，猪瘦肉100克，姜5克，盐少许。小火熬煮，温服。利水消肿，适用于高血压并发轻微水肿患者。

3.玉米须蜂蜜粥：玉米须（干品50克，鲜品100克），大米100克，蜂蜜30克。将玉米须洗净，切碎，剁成细末，放入碗中；将大米洗净，放入砂锅中，加入适量清水，小火煮成粥，待粥将成时倒入玉米须末，稍煮，关火稍凉后倒入蜂蜜调拌均匀。

芹菜连根煮成汤，清热解毒又控压

1.降压芹葱汤：芹菜（连根）100克，洋葱5片，大蒜头5瓣，荸荠带皮5颗，西红柿1个。将芹菜洗净，切段；洋葱洗净；荸荠洗净，带皮切成片；西红柿洗净，切成块。将所有材料一起入锅，倒入4碗水，大火煮沸后改用小火慢煮，待汤汁煮至1碗即可。睡前饮服，每日1次。

2.豆腐芹菜汤：豆腐200克，芹菜100克，盐适量。将豆腐切块，芹菜洗净。将豆腐块入锅内，稍微煎一下，倒入适量清水，放入芹菜，煮熟，加入盐调味即可。佐餐食用。

芹菜有诸多功效，其中对高血压的控制几乎是人尽皆知。芹菜中含有一种丁基苯酞类物质，能够镇静安神，属于镇静素的一种。人体血管平滑肌一旦自觉紧张，肾上腺素就会大量分泌，血压多半也会上升。而芹菜所含有的这种镇静素能够有效抑制血管平滑肌的紧张状态，控制肾上腺素的分泌，进而降低或稳定血压。而且，医学专家已经证实，芹菜的降压效果相对比较平稳，不用担心吃多了血压降得太低或太快而造成身体不适。

芹菜根富含维生素P，有利于增强血管壁的弹性、韧性及致密性，可有效调节血压与血脂，并在一定程度上改善高血压患者的睡眠状况。所以，烹饪芹菜时最好不要将根部去除。

炎热的夏季是高血压的高发季节，用荸荠或者豆腐搭配芹菜佐餐食用，清热生津的同时可以稳定血压，有效预防高血压引起的脑出血等意外。

紧急警示牌

高血压患者要控制油脂摄入，故芹菜最好先放沸水中烫一下再烹饪。

 【其他营养处方】

1.芹菜粥：芹菜（连根）120克，粳米250克，盐少许。熬粥，每日早晚餐食用，连服7~8日，有利于改善高血压与冠心病。

2.芹菜荸荠汁：芹菜（连根）10余棵，荸荠10个。放入电饭煲内煎煮，每日1次，每次1小碗，有利于调节血压，改善冠心病与动脉粥样硬化。

3.芹菜苹果汁：新鲜芹菜250克，苹果1~2个。搅汁，每日1杯，适用于高血压引起的眩晕、头痛、面部潮红等不适。

醋泡洋葱：洋葱1个，糙米醋半瓶，空玻璃瓶1个。将洋葱洗净，去皮，切成薄条，掰散；将切好的洋葱条倒入准备好的玻璃瓶内，倒入糙米醋，使醋刚好没过洋葱条即可，加盖后放入冰箱冷藏3日即可。

从中医角度看，洋葱性温，味甘、微辛，归肝、脾、胃经，具有健胃消食、理气宽中之功，可有效调节血压与血脂，甚至连血糖都能积极控制，进而对高血压、脑血栓等引起的诸多不适均具有辅助治疗作用。从现代医学角度看，洋葱富含前列腺素，可帮助钠盐迅速排出体内（体内钠盐蓄积过多容易引起高血压），进而调节血压，预防血栓的形成。经常食用洋葱，能够软化血管，起到调节血压、预防心脑血管疾病的作用。另外，洋葱能够减少外周血管与心脏冠状动脉受到的阻力，有效地抑制人体内存活的儿茶酚胺等导致升压的有害物质，并进一步排泄钠盐，控制血压。除此之外，洋葱的鳞茎与叶子含有一种特殊的营养物质，能够帮助高血压患者增强体质、控制病情。

上述处方中的醋与洋葱都是日常膳食调味的必需品，价格便宜，营养价值高。其中醋有利于促进新陈代谢、软化血管，降压降脂的同时还能改善高血压引起的皮肤问题、疲劳不适等；搭配洋葱，杀菌、润肠，更是能够改善高血压引起的失眠、心悸等不适。故上述处方建议早晚各吃1次，每日4大匙，连醋带洋葱一起食用，完全可以当做佐餐小菜来食用，还可以适当加入黑木耳一起伴食，食疗养生效果会更胜一筹。

紧急警示牌

洋葱虽好，但一次不宜食用太多，一天1个就够了，以免引起胀气等不适！

 【其他营养处方】

1.洋葱炒芦笋：洋葱150克，芦笋200克，盐少许。芦笋先用热水烫一下，再与洋葱爆炒。佐餐食用，每隔3日食用1次。是高血压患者的佳蔬良药。

2.洋葱炒丝瓜：洋葱150克，丝瓜300克，姜丝、蒜各适量，盐少许。快炒，佐餐食用，清热解毒，调节血压。

❀ 冬瓜带皮煎成汁，利尿降压还降脂

1.冬瓜饮：冬瓜（连皮）120克，麦冬60克，黄连40克。将上述材料一起倒入锅内，加入适量清水，大火煮沸后改用小火煎煮20分钟即可。代茶频饮，每日1剂。

2.冬瓜玉米麦冬饮：冬瓜（连皮）400克，玉米1个，麦冬50克。将玉米剁成大块，将冬瓜去子、洗净，切块。将处理过的材料与麦冬一起入锅，倒入适量清水，大火煮沸后改用小火慢炖，煮约半小时。吃冬瓜饮汤，每日1次。

冬瓜，适合炎炎夏日食用的一道美食，肉质细嫩爽滑，味道清爽鲜美。冬瓜最突出的功效就是消肿胀、清热毒、利小便等。

中医认为，冬瓜性凉，味甘，归肺、大肠、小肠、膀胱经等，全身皆可入药。其中，冬瓜皮主要负责利水消肿、清热解暑，适用于高血压引起的水肿问题；冬瓜子清肺化痰、祛湿排脓，适用于高血压引起的咳嗽等不适；冬瓜肉具有强大的利水、清热、解毒功效，可以辅助治疗高血压引起的水肿、咳喘、消渴、热证等。

现代医学研究已经证实，冬瓜内富含多种维生素、钙、铁、磷等营养元素，且钾盐的含量相当高，钠盐的含量却很低，具有明显的利尿作用，可有效阻止碳水化合物转化成脂肪，并减少水钠潴留在体内，帮助消耗掉体内多余的脂肪，对于高血压、水肿、肾脏病患者尤为适用。高血压患者经常出现的心烦气躁、口干舌燥、小便不利以及合并高脂血症等可以经常食用冬瓜，在清热解毒、利水降压的基础上更能改善高血压引起的诸多不适。上述处方中冬瓜连皮一起煮汤，清热利尿的功效更加显著。

紧急警示牌

脾胃虚弱、肾脏虚寒、久病滑泄、阳虚肢冷者最好不要多吃冬瓜，以免血压不降反升！

 【其他营养处方】

1.冬瓜竹笋汤：冬瓜200克，素肉35克，竹笋100克，黄柏、知母各10克（装布袋），盐、香油各适量。熬汤，温服，每日1次，改善高血压不适。

2.冬瓜皮蚕豆瘦肉汤：猪瘦肉100克，冬瓜皮80克，蚕豆60克，盐少许。熬汤，温服，辅助治疗高血压引起的水肿、疲倦食少、小便不利等病症。

🌸 清水熬煮海带汤，清热降压好帮手

海带炒决明子汤：海带20克，炒决明子15克。将海带洗净，切片，与炒决明子一起入锅，加入适量清水，大火煎煮；水沸后改用小火慢煮，煮至海带软烂加入盐调味。每日1次。

海带中钙含量极其丰富，能够有效减少人体对胆固醇的吸收，调节血压。海带中的另一大物质"钾"更能帮助人体平衡钠含量，及时地排出体内多余的钠，并积极地扩张外周血管，对预防与辅助治疗高血压有一定的食疗功效。海带含有较高的甘露醇，具有良好的利尿作用，适用于高血压引起的小便不利症状；海带富含多糖，具有一定的抗凝血功能，多吃些能够有效地预防高血压引起的血栓问题。最重要的一点是，海带内富含纤维素，易与人体内的胆酸结合，进而顺利地排出体外，减少胆固醇的吸收，有效地防治高血压引起的动脉粥样硬化问题。

紧急警示牌

脾胃虚寒者最好不要吃太多海带，更不要与寒性食物搭配在一起食用，以免引起胃部不适！

将海带与炒决明子搭配在一起制成汤饮，还能在一定程度上改善高血压引起的视物模糊、动脉粥样硬化等病症。

🌸 水泡木耳拌着吃，清理血管又降压

黑木耳红枣饮：黑木耳30克，红枣15个，红糖10克。将红枣倒入砂锅中，加水，大火煮沸后倒入泡好的黑木耳，改用小火慢煮，1小时后待黑木耳软烂，大火煮至汤汁黏稠，调入红糖。早晚分服。

上述处方中将黑木耳与红枣、红糖炖煮，四季皆宜，滑嫩爽喉，更能增进食欲，滋补强身，并在此基础上发挥一定的降脂与降压功效。

◎黑木耳具有一定的吸附作用，对肠胃有清涤之用，还能促进人体对纤维素的消化吸收，有效降低体内胆固醇的含量，积极控制高血压合并高脂血症的发生。

◎黑木耳能预防血液凝结成块，有效地缓解冠状动脉粥样硬化的发生，对高血压引起的冠心病有特殊的防治功效。

◎黑木耳中所含的多糖还能降低血液黏稠度，降低血浆中纤维蛋白原的含量，升高纤溶酶的活性，抵御血栓的形成。

 【其他营养处方】

1.木耳拌豆芽：黄豆芽500克，水发黑木耳150克，香油、盐各适量。凉拌，佐餐食用，改善高血压引起的失眠、心烦、口渴、狂躁等不适。

2.丝瓜黑木耳：丝瓜300克，水发黑木耳150克，盐、蒜片、水淀粉各适量。将丝瓜去皮、切片；黑木耳撕成片状。热油锅，放入丝瓜、黑木耳煸炒一下，将熟时放入盐、蒜片，最后用水淀粉勾芡，稍微拌炒一下即可。佐餐食用，每日1次，有利于清热、利水、消肿，能够调节血压。

其他调节血压的食物及营养处方总汇

【谷、豆、薯类】

黄豆：预防高血压及血管硬化——醋泡黄豆

红薯：保持动脉血管的弹性——红薯稀饭

黑豆：降低胆固醇来调节血压——黑豆浆

绿豆：解暑排毒，调节血压——绿豆粥

燕麦：活力充沛，血压稳定——燕麦红豆粥

小米：健胃，调节血压——小米粥

玉米：降低胆固醇，调节血压——枸杞子炒玉米

黑米：富含钾镁，调节血压——黑米黑豆莲子粥

薏仁：利水渗湿，调节血压——薏仁粥

【水产类】

鲫鱼：预防心脑血管疾病——蒸鲫鱼

草鱼：促进血液循环——红烧鱼块

银鱼：扩张动脉血管——银鱼苦瓜

海虾：保护心血管系统——黄瓜炒虾仁

虾皮：提高钙质，控制血压——虾皮西葫芦

海带：降低胆固醇与血压——白菜海带豆腐汤

【肉类】

乌鸡：改善高血压——黄芪乌鸡汤

鹌鹑：芦丁有助于降血压——香菇鹌鹑

牛肉：低脂低胆固醇，调节血压——山楂牛肉煲

【蔬菜类】

芹菜：降低毛细血管通透性——西芹百合

洋葱：降低周围血管及心脏冠状动脉的阻力——洋葱炒芦笋

胡萝卜：补肝明目，调节血压——素炒胡萝卜丝

白萝卜：高钾低钠，调节血压——虾米萝卜丝

西红柿：减缓心血管疾病的恶化——西红柿烧豆腐

菠菜：促进钠元素的排出——菠菜豆腐卷

苦瓜：保护心肌细胞——杏仁拌苦瓜

冬瓜：钾高钠低，调节血压——冬瓜竹笋汤

丝瓜：扩张血管，营养心脏——蒜蓉丝瓜

白菜：预防动脉粥样硬化——白菜金针菇

竹笋：促进排尿，调节血压——凉拌竹笋

荸荠：清热利尿，调节血压——橙汁荸荠

莲藕：预防出血——醋溜藕片

马齿苋：扩张血管，调节血压——凉拌马齿苋

香菇：预防血管硬化——芹菜炒香菇

【水果类】

猕猴桃：高钾调压无公害——猕猴桃茶

苹果：促进钠元素排出——凉拌苹果花豆

香蕉：预防高血压——香蕉燕麦牛奶

梨：保护心脏，调节血压——橙子梨汁

西瓜：平衡血压——西瓜葡萄柚汁

橙子：扩张周围血管——柳橙汁

柠檬：增强血管弹性与韧性——柠檬白菜

山楂：扩张血管，调节血压——山楂猪骨汤

【其他类】

大蒜：保持适当数量的酶——蒜蓉菜心

生姜：促进血液循环——姜丝红薯

醋：软化血管，调节血压——醋溜土豆丝

酸奶：调理肠道，稳压又降脂——山药苹果酸奶

特色茶疗，辅助降压

患有高血压之后，除了使用药物治疗，还可以利用闲暇之余坐下来喝一杯简单闷泡或煎煮出来的降压茶，帮助稳定血压。

🌸 莲子心茶——除烦调压，预防血栓

莲子500克。用小刀或剪刀从莲子之间划一圈，然后掰开莲子壳，取出莲子，再用一根牙签从莲子中间穿过，直接拔出莲子心；用凉开水将莲子心上的黏液清洗干净，阴干，备用。每次取2克莲子心，直接倒入沸水，合上盖，闷约5分钟即可。

从现代医学研究角度看，莲子心富含生物碱，具有明显的调节血压功效。首先，这一物质有利于扩张血管的平滑肌，使得莲子心降低舒张压的作用明显高于收缩压。其次，它还能明显抑制血小板的凝聚，预防乃至减少血栓的形成，并能很好地抗脂质过氧化，及时清除自由基，有利于预防并辅助治疗心脑血管疾患，在一定程度上还能清心泻火、除烦消暑，有利于改善高血压引起的心烦、失眠、头痛等不适。

从中医角度看，莲子心性寒、味苦，入心、肾经，具有清心除热之功，对于高血压引起的头晕目眩、烦躁不安、高热等病症具有一定疗效。另外，莲子心还具有涩精之功，对肾有一定的补益功效，对于肾虚引起的高血压辅助治疗效果不错。

 【茶方·变变变】

莲子心夏枯草茶：莲子心5克，夏枯草15克。将莲子心与夏枯草一起入锅，加入适量清水，大火煮沸后改用小火慢煎。代茶频饮，每日1剂。适用于高血压引起的心烦发热、眩晕头痛等不适。

🌸 荷叶山楂茶——清热利湿，降压降脂

干荷叶10克，干山楂8克，冰糖少许。将干荷叶、干山楂清洗干净，捞出，倒入砂锅中，再加入500毫升清水，大火煮开后改用中火煮约5分钟，过滤留汤，加入冰糖，搅拌至冰糖溶化。

中医认为，荷叶味道有点苦、辛，微涩，性寒凉，归心、肝、脾经，可升阳发散、清热利湿，从而发挥降血压、降血脂等功效，适用于高血压引起的头痛、眩晕、烦渴等不适。

肥胖是引起血压升高的重要危险因素，荷叶自古以来就被奉为减肥瘦身的良药，这主要由于其利尿与通便功能，加上与山楂的巧妙搭配，长期服用还可降解脂肪。首先，多喝它可以促进体内多余水分的排出，消除水肿；同时也可促进肠胃蠕动，顺利排便，帮助清理肠道，排出体内的毒素。当然，这道降压茶只能起到辅助减肥降压的功效，还得搭配降压药物一起服用。

 【茶方·变变变】

荷叶山楂决明子茶：干荷叶9克（鲜荷叶30克），炒决明子3克，干山楂5克。将上述材料一起入锅煎煮，大火煮沸后改用小火继续煮，半小时后即可。代茶频饮，每日数次，长期服用有利于改善高血压患者的视物模糊、失眠、心烦等不适。

菊花枸杞子茶——降低血压、保护心脏

菊花10克，枸杞子适量。将枸杞子倒入锅中，加入5杯水，大火煮沸后改用小火煮约10分钟，然后放入菊花继续煮约3分钟，过滤取汁，每日分3~4次喝完。

中医认为，高血压多半是由肝肾阴虚或肝阳上亢引起的，菊花正中下怀。首先，菊花味苦、甘，性微寒，归肺、肝经，具有疏风散热、平肝明目、清热解毒之功，对高血压引起的口干、火旺、目涩、眩晕、头痛、耳鸣等症均有一定的辅助治疗作用。其次，菊花味苦，而苦主泄。常服菊花，有利于疏散肝经风热，清泄肝热以明目，适用于高血压引起的视物不清等症状。现代医学也已经证实，菊花具有降血压、扩张冠状动脉等功效，适合高血压的中老年人长期食用。

不仅如此，不同的菊花降低血压的侧重点也是不同的。比如，白色的菊花味道甜一点，更善于平肝明目，肝火旺而引起的视物不清可以选择它；黄色的菊花味道稍苦，但清热效果强，适用于肝火上炎而引起的失眠、烦躁不安等症状。

外治古方，降压找中医

外治法，即不服用任何药物只作用于体表的治疗方法。用这样的方法来治疗高血压虽然难以根治，但具有安全且不会引起药物反应的优点。所谓降压外治法，总的来说，就是利用降压药物与降压穴位、反射区以及经络的相互作用来达到降压功效，值得一试！

穴位按摩来降压

高血压是一种以体循环动脉血压增高为主要临床表现的疾病，与神经系统、心血管有极大的关联。压力过大、神经高度紧张或疲劳过度，往往都比较容易使血压升高。经常按摩降压的特效穴位，比如太阳穴、悬钟穴、曲池穴以及耳垂、锁骨上窝等，可清脑明目、缓解头痛、舒缓压力，从而改善精神状态，起到一定的降压作用；还可改善血液循环，促进大脑的血流量，调节血压；甚至有利于疏通血管、调节神经中枢，稳定血压。

悬钟穴，控制血压不升高

1.按压悬钟穴：以手指指腹或指节向下按压，并做圈状按摩，施力时方向应略偏向腓骨的后方。

2.敲打悬钟穴：弯曲手指，以指关节轻轻敲打，至局部感觉酸痛即可。

胆经上的悬钟穴是治疗高血压的重要穴位，可以治疗舒张压高的高血压。悬有吊挂之意，特指空中；钟就是古时候的一种乐器，即编钟，声音浑厚响亮。悬钟穴又名髓会穴，其中髓有人之骨髓、骨之精髓之意，专指人体肾气；会则有交会之意。也就是说，悬钟穴专管人体骨髓的汇集，"髓生血"，所以这个穴位疏通经络、行气活血的功能特别强，堪称人体天生的降压大穴。如果您的高血压是低压高的话，要每天都敲，一次至少10分钟，而且敲打的时候力度稍大，至穴位及其周围出现酸痛感为最佳，力度太小的话是达不到预期效果的。如果穴位没有酸痛感，则要适当加大力度。

【定位取穴】在小腿外侧，于外踝尖上3寸，腓骨前缘。正坐位或仰卧位，从外踝尖向上量4横指（3寸）处，腓骨前缘。

【穴位配伍】

◎搭配阳陵泉穴，降压效果更佳，对高血压引起的急性缺血性中风患者有一定的辅助治疗效果。

◎搭配风池穴，有利于缓解高血压引起的眩晕、耳鸣等不适。

◎搭配昆仑穴、合谷穴、足三里穴、曲池穴等，有利于辅助治疗高血压引起的中风、半身不遂等疾患。

其他穴位按摩来降压

【定位取穴】

太阳穴：位于头部，眉梢与目外眦之间，向后约1横指处。

曲池穴：位于人体肘部桡侧，弯曲前臂时在肘横纹桡侧止点处。

太冲穴：位于人体足背的第1、第2跖骨结合部前方的凹陷处。

膻中穴：位于人体胸部，在前正中线上，两乳头的正中间处。

印堂穴：位于人体头部，两眉头连线的中点处。

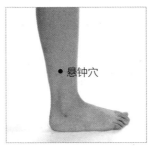

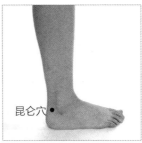

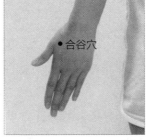

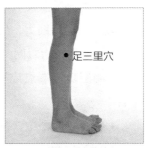

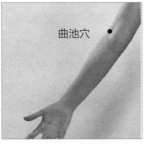

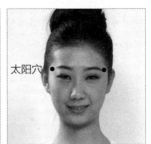

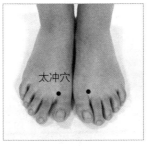

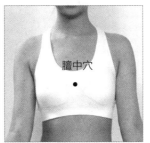

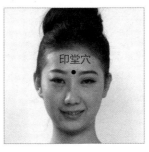

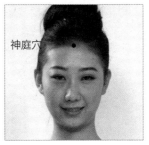

神庭穴：位于人体头部，正坐或仰靠时，在头部中部入前发际0.5寸处。

风池穴：位于人体后颈部，在胸锁乳突肌与斜方肌上端之间凹陷处。正坐时，后头骨下，两条大筋外缘陷窝处即可取穴。

风池穴

【按摩步骤】

1.双手拇指指腹从印堂穴轻轻抹至神庭穴，其余四指置于头顶以助力，反复操作10次。

2.双手拇指指腹同时按揉太阳穴2分钟，力度以穴位感觉酸胀为宜。

3.用圆珠笔端点或用拇指指端轻轻地点揉曲池穴，左、右两穴各压揉1分钟左右。

4.患者取仰卧位，操作者五指自然分开，手掌紧贴在患者膻中穴，从胸部正中沿肋间隙向两侧，轻轻分推，由上依次向下进行，反复操作5次。

5.拇指与食指相对用力，拿捏患者双侧风池穴3分钟，力度以肌肉感觉酸胀为宜。

6.拇指和食指相对用力，按住耳垂下方，并慢慢向下推压，至锁骨上窝即可，反复推压20次。

反射区按摩来降压

高血压的病因繁多，至今不能明确其发病机制。高血压是多种致病因素综合作用引起的。因此，市面上尚无特效药，不妨试试足部反射区按摩来辅助治疗。

肾上腺反射区，调节内分泌来降压

刮压肾上腺反射区：食指指关节重力刮压足底的肾上腺反射区，至反射区处感觉酸痛为宜，持续按摩5分钟左右。

重压肾上腺反射区：拇指指腹重力按压足底的肾上腺反射区，至局部感觉微热为宜，持续进行3分钟左右。

肾上腺，人体重要的内分泌腺，与生命息息相关。经常按摩足底的肾上腺反射区，有利于调节高级神经中枢，加速血液循环，调整内分泌，从而积极地改善肾功能，增强免疫系统功能，对高血压发挥一定的辅助治疗作用。

肾上腺反射区藏在皮下组织的深处，故按摩力度要略重些，一般令患者产生痛感即可。唯有这样才能给肾上腺反射区足够的刺激，起到调节肾上腺功能的作用。

按摩肾上腺反射区所发挥出来的作用具有双向性。若是肾上腺分泌的肾上腺素及去甲肾上腺素过多，重力按摩此反射区，就可以减少这两种激素的分泌，使其恢复到正常水平。肾上腺素分泌若是过少，就可以通过按摩肾上腺反射区，使肾上腺增加分泌，同时促进周围毛细血管循环，增加血流量，改善血管的舒张状况，这些都有助于发挥降压功效。

【定位取穴】肾上腺反射区位于双脚足底第2跖骨上端稍外侧，也就是双脚脚掌第1跖骨与跖趾关节处，正好处在"人"字形交叉的外侧。

【穴位配伍】

◎降压反射区（大脚趾的第一指节与第二指节的连接处，即脚趾窝上，用力点按5分钟以上即可降压）。

◎颈椎反射区（用力点按5分钟以上就有降压效果）。

◎耳朵内侧的降压沟（顺着耳朵上的降压点、高血压点以及降压沟进

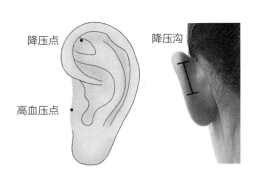

降压点　　　　　降压沟

高血压点

行按压或推揉，降压效果将更明显）。

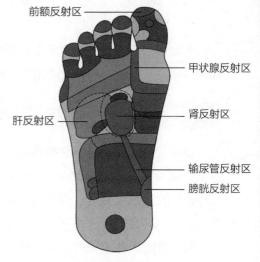

右足底反射区

前额反射区
甲状腺反射区
肾反射区
肝反射区
输尿管反射区
膀胱反射区

👤 其他反射区按摩来降压

【定位取穴】

◎肾反射区：位于双脚脚掌第2跖骨下端与第3跖骨下端的关节处，足底中央"人"字形交叉偏下的凹陷处。

◎输尿管反射区：位于足底肾反射区至膀胱反射区连成的斜线形条状区域。

◎膀胱反射区：位于足底内侧舟骨下方拇展肌之侧约45°处。

◎心脏反射区：位于左足底第四跖骨和第五跖骨中间。

◎脾脏反射区：位于左足底心脏反射区下方1厘米处。

◎肝反射区：位于右足底第四、五跖骨间肺反射区的下方及足背上与该区域相对应的位置。

◎甲状腺反射区：位于双脚脚底，在第1跖骨与第2跖骨之间，成带状。

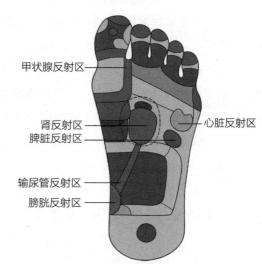

左足底反射区

甲状腺反射区
肾反射区
脾脏反射区
心脏反射区
输尿管反射区
膀胱反射区

【按摩步骤】

1.食指扣拳依次顶压肾、肝、膀胱反射区各50次，以局部有肿胀感为宜。

2.拇指指腹推按输尿管反射区50次，每分钟30~50次。也可用拇指将膀胱反射区和输尿管反射区连起来按揉，至局部感觉温热为宜。

3.食指扣拳顶压心脏反射区50次。

4.用食指指关节垂直点按脾脏反射区100次左右，直至局部感觉酸胀为宜。

5.指腹推压法推按甲状腺反射区50次。

药物贴敷来降压

药物贴敷疗法，就是穴位敷熨疗法，属于中医传统疗法的一种。它主要以中医经络学说为依据，将一些具有特定疗效的药物通过穴位直接输送到病变组织器官，从而达到降低血压的目的。在这一过程中，高血压患者接受了药效、穴效的双重作用，降压效果更明显；甚至可以通过血液循环的加快、人体阴阳气血的调和，进一步改善人们的情绪，帮助患者缓解失眠、心悸、烦躁等不适。

夏枯草，扩张血管控血压

1.吴茱萸、夏枯草各20克，一起研磨成细粉末。

2.夏枯草10克，枸杞叶15克，一起研磨成细粉末。

夏枯草，一味传统中药材，也是广东凉茶配方中的重要药材之一。夏枯草有着独特的生长周期，即冬长夏枯，故得其名。中医认为，它性寒，味辛、苦，归肝、胆经，具有清肝明目、清热散结等功效，降压效果显著。相关研究已证实，夏枯草的茎叶、花穗、全草均有不同程度的降压效果。中医治疗高血压的方子中一般都会加入夏枯草，以便加强降压效果，尤其适用于肝热阳亢型的高血压患者。换句话说，火气大、头晕、睡眠质量较差、舌红、舌苔发黄的高血压患者用上述两个方子贴敷，长期坚持，降压效果不错。

从现代药理学角度看，夏枯草具有扩张血管、增加冠脉流量、增强心脏收缩力、抗血栓、改善微循环等作用，并可有效地辅助降低血压。除了高血压患者，动脉硬化、冠心病、高脂血症患者均可试试上述贴敷方子。

【选取穴位】神阙穴（位于脐窝正中，即肚脐）。

【操作指南】取适量药粉直接纳入神阙穴内，用麝香止痛膏贴敷固定即可。

【用法提醒】每日换药1次，10日为1个疗程。

【搭配治疗】加贴涌泉穴（取坐位，卷足，先找到足底掌心前面正中凹陷处的前方，然后找到脚底肌肉的"人"字纹路，再找到"人"字纹的交叉）。

其他药物贴敷来降压

【定位取穴】

涌泉穴：位于人体足底部。将脚趾自然向下蜷曲，足前部凹陷处。

神阙穴：肚脐，位于脐窝正中。

三阴交穴：在小腿内侧，内踝尖上3寸，胫骨内侧后缘处。侧坐，在内踝尖直上4横指，在胫骨内侧后缘处。

悬钟穴：在小腿外侧，外踝尖上3寸，腓骨前缘。端坐，从外踝尖向上4横指处，腓骨前缘。

内关穴：在前臂掌侧，腕掌侧远端横纹上2寸。伸胳膊掌心朝上，腕微屈，从腕横纹上量约2横指处。

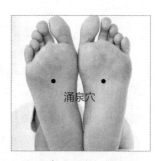
涌泉穴

【贴敷方子】

1.天麻生地降压贴：半夏、白术、天麻、茯苓、生地黄、赤芍、川芎、川牛膝、甘草各10克。一起研磨成细粉末，然后加入姜汁调和成糊状，直接敷于神阙穴及其周围，用纱布覆盖，用胶布固定即可。每日换药1次。该方有利于降低血压，改善头痛、头胀、胸胁胀痛、胃脘胀满、四肢乏力、手足麻木等高血压引起的不适。

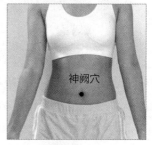
神阙穴

2.莲子心安神除烦贴：黄柏、菖蒲、云苓、白术、莲子心、丹参、车前子、藿香、佩兰、竹叶各10克。一起研磨成细粉末，取适量药末，倒入醋调和成糊状，直接贴敷于三阴交穴及其周围，用纱布覆盖，再用热水袋熨之。30分钟后取下热水袋，3小时后取下药物，每日治疗1次。长期坚持，有助于清热、除烦、安神，从而在一定程度上控制血压。

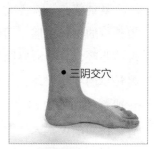
• 三阴交穴

3.银杏叶双花贴：银杏叶100克，槐花、菊花各35克，丹参22克。一起研磨成细碎末，取适量药末，倒入生姜汁调和成糊状，直接贴敷于悬钟穴与内关穴之上，用纱布覆盖，胶布固定，每日换药1次。有利于降低血压，改善高血压引起的心悸、失眠等不适。

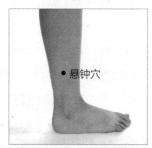
• 悬钟穴

4.吴茱萸川白贴：吴茱萸、川芎、白芷各30克。一起研磨成细碎末，取适量药末，用脱脂棉裹起来如小药球状，直接贴敷在两足底的涌泉穴上，按紧之后用胶布固定即可。每日治疗1次，10日为1个疗程。

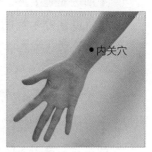
• 内关穴

药浴也降压

高血压给患者的生活带来诸多不便，不仅需要忌口，还需要注意生活作息，更得保持心情舒畅。在保证做到这些的前提下，合理使用中药材进行足浴或泡澡，在很大程度上也有助于控制血压。

臭梧桐简单泡，降压不麻烦

1.臭梧桐地龙足浴方：臭梧桐叶30克，地龙10克。将臭梧桐叶、地龙分别冲洗干净，小火煎煮20分钟，去渣取汁，加入适量温水，待温度适宜泡脚。

2.梧桐豨莶草茶：臭梧桐200克，豨莶草50克。将臭梧桐、豨莶草洗净，小火煎煮20分钟，去渣取汁，倒入沐浴盆中，泡澡15分钟即可。

臭梧桐是药用价值相当高的药材，性寒，味辛、苦，归肝经，善于凉肝息风、舒筋活络，适用于肝阳偏亢、肝风内扰所致的高血压患者，对改善高血压引起的头晕、头痛、震颤等不适甚为有用。《全国中草药改编》中认为，臭梧桐与夏枯草同用，适用于高血压。《伤寒常用中草药》也指出，臭梧桐能"祛风湿、止痛、降血压"。

臭梧桐，又名八角梧桐、山梧桐、臭桐柴、后庭花、臭牡丹、臭芙蓉等，主要是以其根、茎、叶等部位入药，而根与叶的降压效果都十分明显。从药理学角度分析，长期服用臭梧桐煎煮的汤饮，有利于舒张平滑肌，并直接使血管扩张，从而有利于降低血压。

另外，臭梧桐可长时间地抑制腓神经与颈动脉因受到刺激而产生的升压反射，还可通过对肺血管内感受器的后射作用，使得血压不但不会升高，反而下降。但臭梧桐不宜长时间高温煎煮，否则极易影响降压效果。而且，尚未开花的臭梧桐降压效果明显胜过已经开花的臭梧桐。

臭梧桐的降压功效和缓且持久，与地龙或豨莶草搭配改善高血压效果更佳，而且有利于恢复心脏功能，有效地对抗小动脉痉挛等问题。每日坚持使用上述方子进行药浴，一般会在第5周左右出现血压下降。

紧急警示牌

血压下降后还得继续进行药浴，以便能够将血压维持在正常的范围内。

其他药浴来降压

高血压对人体健康的危害极大，甚至会给人们的生活带来诸多不便，故不得不用药物来进行，但有些高血压患者运用中药材进行简单的足浴或者全身浴即可有效地稳定血压。

1.钩藤降压足浴方：钩藤、牛膝各30克。将以上2味药加清水适量，浸泡1小时左右，然后煎煮，去渣留汁，与热水一同放入足浴器中，先熏蒸，待温度适宜后浴足，并配合足底按摩，可中途加热水延长浸泡时间，以症状减轻或消失为1疗程。此方可平肝清热、补肾填精、息风定惊、引热下行，适用于肝阳上亢型高血压。

2.槐米苦丁茶泡澡方：槐米100克，野菊花80克，苦丁茶5克。将以上3味药放入锅中，加水适量，煎煮30分钟，去渣留汁，与热水一同放入足浴器中，先熏蒸，待温度适宜后进行药浴，并配合足底按摩，每日1次，每次20～30分钟，20天为1个疗程。此方能滋肝补肾、软化血管、清热降压。

3.柿叶足浴方：柿叶150克，香蕉皮300克。将以上2味药放入药锅中，清水浸泡20分钟，加水2000毫升煎煮，煮沸20分钟，去渣留汁，待温度适宜后足浴。每次30分钟，每日早晚各1次，10天为1个疗程。此方能清热利湿，息风降压。

4.芹菜藕节足浴降压方：鲜芹菜、鲜荠菜各250克，藕节150克。将以上3种食物加水煎煮30分钟，去渣取汁，倒入足浴器中，待温度适宜后泡脚。每次30分钟，每晚1次，10天为1疗程。此方可清热凉血，对血热型高血压引起的失眠、心悸、气短等不适有辅助治疗功效。

5.生姜洋葱降压方：切适量洋葱片及少许生姜片，一起倒入盆中，加入适量沸水，待水的温度适宜再进行全身浴，有利于改善高血压引起的血液循环不畅，其中对手脚冰冷的改善功效显著。

6.冬瓜皮茯苓泡脚方：冬瓜皮（鲜）200克，茯苓100克。将以上2味药用纱布包裹起来放入2000毫升水加热煮沸，改小火煎煮30分钟，取汁足浴，可加热水。注意水温不高于40℃，水要没过脚踝，每次20分钟左右，最好在睡前进行。该方有利于控制血压、降低血脂，进而预防并缓解心脑血管疾病引起的不适。

7.海带海藻泡脚方：海藻60克，橘皮、海带各50克，杏仁、半夏各20克。将以上5味药加水煮沸，转小火煎煮30分钟，煎好后去渣取汁，倒入足浴器中，先进行双足熏蒸，待温度适宜后足浴。每晚1次，每次30分钟，30天为1个疗程。该方可燥湿、化痰、调经，从而有效降低血压与血脂，改善高血压引起的痰湿咳嗽、失眠、心悸等病症。

简单小运动，有助降血压

生命在于运动，一般的体育锻炼帮助人体消耗能量，增进身体健康。适量、适宜的体育运动，对于高血压患者而言，不仅可以增强心脏功能，增加血管弹性，从而稳定血压；还能扩张血管，促进血液循环，良好地控制血压；更能提高机体免疫力，愉悦心情，调节心理健康，有效地降低高血压并发症的发生。因此，建议每天进行30分钟左右的体力活动。

所谓的体力活动需要包括以下步骤：第一，5～10分钟的轻度热身活动；第二，20～30分钟的耐力活动或有氧运动；第三，放松5分钟，逐渐减少用力，使心脑血管系统的反应和身体产热功能逐渐稳定下来。

高血压患者适宜做的运动

想要用简单运动来稳定，就得根据个人兴趣或自身的身体状况来决定运动形式，其中步行、快走、慢跑、游泳、气功、太极拳等皆可行。运动的强度最好每周坚持3~5次，每次持续30分钟左右。但还得量力而行，且不可操之过急。当然，严重的心脑血管病患者最好还是静养。

散步天天有，降压不嫌累

到空气新鲜的户外散步，可提高高血压患者的心血管代谢能力，加快血液循环，从而稳定血压。

每天慢走20~30分钟，每分钟控制在60~90步，年老、病情较重者不妨试一试。

饭后到公园或小区内漫步，有利于调节情绪。

对于年轻患者或者病情比较稳定的高血压患者来说，步行速度可以适当快些，每分钟控制在90~120步。

跑步慢点来，血压更稳当

高血压患者每天坚持慢跑，有利于增强体质，控制血压与脉搏，并积极地防治心血管并发症。

跑步前要做热身运动，增加关节的活动，避免运动时受伤。

慢跑时要及时补充水分，以免身体流失过多的水分。

慢跑时要循序渐进，适时增加运动量与时间，还得坚持。

伴有冠心病的高血压患者慢跑时间不宜过长。

🧑 打打太极拳，降压很有效

太极拳动作比较柔和，能使全身肌肉与血管都放松下来，很好地调节血压；太极拳的练习还能使人集中注意力，保证心情平和，消除一些外在因素对高血压患者的精神刺激，帮助血压降下来。但在练习过程中，要保证呼吸匀整，促进血管舒张与血液流通。

🧑 放风筝护颈椎，血压不易升

在风和日丽的某一天，外出放放风筝，放松心情的同时，还能有效地降低血压。另外，放风筝是一项综合性较强的全身运动，可帮助大脑、心脏等功能的强大，更能保护高血压患者的颈椎与脊柱，很好地避免了颈椎病导致的高血压的发生。当然，在放风筝过程中，要避免长时间的仰头或突然转头动作，避免脑血管急剧收缩的危险。

有利于降低血压的小动作

除了上述简单的运动有助于降压，就连平日生活中简单的小动作也有异曲同工之妙。日常生活中，高血压患者不妨试着随时随地做一做。

🧑 甩手，改善体内微循环

【动起来】身体站直，凝神静气，正视前方；两脚分开与肩同宽，两手臂一起前后摇动并甩起来；向后时双臂要用力些，向前时要借力自行摆动手臂，两臂还得伸直不能弯曲。

【注意啦】反复进行50~100次，逐渐增加强度，每天做1次，每次坚持10~30分钟。

【大功效】刺激大脑皮质，促进新陈代谢，缓解肌肉痉挛，改善体内微循环，积极地稳定并控制血压。

踮脚，保护心脏与心血管

【动起来】身体保持立正姿势，两脚并拢，双手自然地放在身体两侧；慢慢地踮起脚尖，重心开始从脚尖落到前脚掌，放松身体；做自由落地运动，慢慢地将脚跟放下，使其轻轻地落到地上。

【注意啦】全身放松，意念集中到脚尖处。每天做1次，每次坚持15分钟左右。

【大功效】帮助高血压患者控制心率，使心肌能够得到足够的氧气供应，保护患者的心脏，保证患者心血管的健康。

按捏手掌，扩张血管

【动起来】保持心境平和，呼吸匀称；先用左手拇指用力按住右手掌心，依次从掌心推揉至拇指、食指等五指的指尖，五个手指都得按捏一遍；再按照这个方法按捏左手掌一遍。

【注意啦】每日坚持按捏10分钟左右，每日进行1次即可。

【大功效】有利于扩张手掌周围的血管，增加局部组织的需氧量，从而帮助气血顺利下行，最终控制血压、稳定情绪等。

石头剪刀布手指操，改善高血压

【动起来】双手一起按照"石头剪刀布""剪刀石头布""布剪刀石头"的顺序来依次进行手指操锻炼。练习熟练之后，一手开始出剪刀，另一手出石头；或者一手出石头，另一手出布；也可一手出布，另一手出剪刀，慢慢来练习。

【注意啦】每次进行20分钟左右，每日做1次即可。

【大功效】手指操是一款趣味性强、老少皆宜的小动作，不受时间与场所的限制，操作还很简单，更难能可贵的是，这一小小的手指动作能激发人体潜能，预防并改善高血压。首先，左手手指操可锻炼右脑半球，从而平衡左右脑的发育，减轻左脑半球的负担，有效地防治高血压引起的脑卒中及老年痴呆等病症。其次，手指操能够增强脑细胞功能，增强全身器官的协调能力，提高免疫力，降低高血压引起的诸多不适。再次，手指操锻炼有利于集中注意力，稳定情绪，改善高血压引起的焦躁、不安、暴躁或烦躁等不良情绪。

高血压患者不宜做的运动

运动能够稳定血压，亦能使血压波动不定；简单动作能够控制血压，亦能使血压急速上升。专家指出，一些"高危动作"甚至会使意外发生，给高血压患者带来中风、瘫痪，甚至晕厥等严重后果。所以，高血压患者在日常生活中要格外注意"高危动作"，在运动过程中更要极力避免。

下蹲起立太突然

一般来说，下蹲起立可以有效地锻炼下肢肌肉群，并增强心脏的供血能力，调整呼吸系统功能。但对于高血压患者来说，下蹲时多半会压迫到下腹部，不能保证足够深的呼吸，血液中也会有点缺氧，肌肉血管同时开始收缩，这多半就会使血压急速上升。若是下蹲之后又立刻起立，患者脑部的供血会突然减少，容易导致高血压并发缺血性脑中风的发生。

低头弯腰太迅速

受地球引力的影响，血液正常情况下都是自上而下流动着的。高血压患者若是迅速地低头弯腰，血液就会一股脑地流向大脑，脑部血压迅速增高，一旦脑血管弹性不佳，极易引发脑出血。可见，高血压患者最好极力避免快速低头弯腰这一动作。

改变体位太快速

迅速地改变体位，血液多半不能妥善地分配到各个组织器官，容易导致大脑供血不足，引起头晕、眼花等不适。高血压患者本身的血管弹性就不是很好，心脏适应能力也不太好，若是血容量与血液含氧量都不足，体位一旦变化得太快，极易引发各种危险，其中最严重的就是脑出血、中风等。所以，高血压患者在变换体位时，动作务必缓慢些，幅度尽量小一些。

生活细节多注意，血压不易高

降血压不能仅仅依靠药物，还得养成良好的生活习惯，多注意生活细节，更有利于控制血压。下面我们来具体看看应该怎么做来辅助降压。

讲究睡眠，稳定血压

医学专家认为，血压与睡眠联系紧密。也就是说，长期睡眠不足者更容易使血压升高。睡眠质量较差的人，身体各个器官也将得不到充分的休息，血压与心率自然也会比正常睡眠之人略上升，心血管压力日益增长，极易引发高血压。日常生活中，我们有必要通过一些生活细节来改善自身的睡眠质量，改变自己的生活习惯，进行有规律的作息。

1.选一个好枕头：枕头高低需合适，以5~8厘米为宜；软硬应适中，稍有弹性即可。枕头过高，影响头部血液循环，容易导致脑缺血；枕头过低，头部容易充血，眼部或脸部容易水肿。枕头若是太硬，颈部与枕头之间产生极大的压力，容易引发头部多种不适；枕头若是太软，支撑头部的力量不够，头部容易感觉疲劳。

2.睡前泡泡脚：每晚临睡前用热水泡一泡脚，不仅能够放松身心，消除疲劳，还能促进血液循环，提高睡眠质量。高血压患者若是用热水泡脚，能够改善腿部供血不足问题，有效地调节血压，只是水温不宜超过40℃，泡脚时间不宜超过15分钟。

3.猫式睡姿：身体向右侧卧，两腿微屈，右手自然弯曲，并放在头部附近，左手则自然向下并微微伸直。此姿势有利于防止心脏受压迫，保证身体得到充足的氧气供应，从而稳定血压。

4.缓慢起床：早晨人体血压本身就偏高，若是起床动作太快或太猛，血压急剧上升，容易引发心血管疾病。所以建议高血压患者早晨醒来后不要急于起床，先在床上躺上几分钟，再活动活动四肢与头颈部，等身体完全清醒或放松之后再慢慢坐起来。这样可以有效地防止血压出现大波动。

每日梳头，有利血压

中医认为，人体全身布满经脉，这些经脉连通着五脏六腑，最终又都汇聚到头部，头因此有"百脉之宗"的称号。经常梳头，有利于刺激经络汇聚之处，达到舒经理气、调节大脑神经、预防血压升高的功效。

1.梳子的选择：木梳或牛角梳最适宜，也可用刮痧板代替，但不宜使用塑料梳子。

2.梳头的时间：每日早晚各梳头1次。早晨梳头，可使脑部供血充足；晚上梳头，最好在睡前4小时进行，有利于改善失眠症状。

3.梳头方法：从右侧太阳穴梳向耳根后，再从左侧太阳穴梳向耳根后；从百会穴向前或向后梳。力度适中，当头皮微微发热即可停止，每次最好持续进行3~5分钟。

不躁不怒，血压平稳

心理或精神压力引起心理应激（反应），即人体对环境中心理和生理因素的刺激做出的反应。长期、过量的心理反应，尤其是负性的心理反应会显著增加患心血管疾病风险。

现代生活节奏加快，工作压力大，人们比较容易产生焦虑不安的情绪，大脑皮质神经功能容易受到影响，进而对交感神经系统、心脑血管等产生负面影响，也就容易使血压升高。当人们感觉焦虑不安时，不妨让自己忙碌起来，或者冷静地思考一下，坦然地面对最坏的结果，放下对未来人或事的担心，让焦虑感大大降低。

抑郁，大部分人并不陌生。偶尔的抑郁是正常的情绪反应，但长期处于抑郁情绪之中，人容易失去快乐，使得自身的生理功能改变，免疫力跟着下降，不利于控制血压。这时最好能够运动起来，释放快乐激素，尽可能摆脱抑郁。多听听快乐的音乐，让自己的心情好起来。

中医认为，生气容易使肝气郁结、身体气血运行不畅，时间一长容易引发高血压。因此在生活中最好能够避开那些会使自己生气的人或事，当生活或情绪不好时可以从事一项娱乐活动来转移注意力，比如唱歌或跳舞等，也可以主动找人倾述，多与人沟通，发泄自己的不良情绪。

穿衣略松些，血压波动小

穿衣，再平常不过的小事了，对高血压患者来说，却可大可小。高血压患者穿衣时要讲究"三松"原则。

1.衣领松：穿衣领子宜松不宜紧，最好不要穿高领衣服或打领带。领子太紧或者领带太紧，颈动脉容易被压迫，心率与血压容易下降，脑部供血不足，容易发生意外。

2.裤带松：尽量穿着松紧性较好的布带，不要穿收缩拉紧的皮带。裤带太紧容易增加腹压，影响腰以下血液流通，容易形成血栓。

3.鞋袜松：尽量穿宽松的鞋袜，太小或太紧的鞋袜，容易使脚部血液循环受阻，不利于血压的稳定。

用力忌过猛，以免血压骤升

高血压患者若是勉强去搬动一个箱子，或者做俯卧撑时用力过猛，容易引发心绞痛、头晕、口角歪斜、中风等严重后果。这是为什么呢？因为高血压患者本身的血管壁比较容易受到损伤，弹性也不是很好，突然用力或用力过猛的话，血压突然升高，血管受到强大的压力，容易引发血管破损，甚至形成动脉夹层，严重的话就容易导致猝死。因此，高血压患者不论做什么都得注意动作不要太快或过猛，也不要举重物，就连排便都得注意用力适度，最好能够养成规律的排便习惯。

过敏季节，高度防范高血压

一般情况下，过敏不会直接引起血压升高，但会间接影响血压，给高血压患者带来伤害。比如，若是使用了某些过敏性药物，有可能会引起全身血管收缩，加重心脏负担，血压也会升高。另外，过敏往往容易引起鼻塞，呼吸一旦困难，血压容易升高。因此，过敏季节，高血压患者外出时应注意预防过敏，避免病情加重。比如，尽量穿着长衣长裤外出游玩，减少裸露在外的皮肤；去花粉较多的地方最好戴口罩；出现过敏症状不要盲目使用抗过敏药物，等等。

高血压患者洗澡时谨防意外发生

洗澡，必不可少的生活日常，高血压患者却不可小视。因为洗澡时忽冷忽热或骤热骤冷等，极易使高血压患者受到刺激，引发心肌梗死或中风等意外。

1.水温不要太高：过高的水温容易使皮肤血管明显扩张，导致心脏缺血或缺氧。水温最好保持在37℃左右，不宜超过41℃。

2.洗澡时间不要太长：洗澡时间过长，容易使人疲劳，心脏容易缺血或缺氧。最好在半小时内结束。

3.换衣服时不要着凉：洗澡结束要注意保暖，以免血压波动太大，最好及时地擦干身体，并披上浴巾，然后快速地穿上衣服。

远离噪声，让心神安宁

在安静的环境中，人们更容易放松身心，也能得到更好的休息。若是长期处于高分贝的噪声环境中，睡眠严重受到影响，身体功能发生变化，容易心烦气躁，血压也容易波动。可见，噪声对人的影响不小。我们应该如何避免噪声引起的血压升高呢？

安装双层玻璃，减少外界环境的噪声影响。

将冰箱、钟表等放在离卧室较远的地方，保证良好的睡眠环境。

不要长期待在超过45分贝的环境中，若是没办法避免，可以戴上耳机或耳塞。

控制体重，降低血压

超重和肥胖是导致血压升高的原因之一，而以腹部脂肪堆积为典型特征的向心性肥胖还会进一步增加高血压等心血管与代谢性疾病的风险。适当降低体重，减少体内脂肪含量，有助于降低血压。

最有效的减重措施是控制能量摄入和增加体力活动。在饮食方面，要遵循平衡膳食的原则，控制高热量、高脂肪食物，含糖饮料等的摄入，适当控制主食的食用量。在运动方面，规律的、中等强度的有氧运动是控制体重的有效方法。减重的速度因人而异，通常以每周减重0.5~1千克为宜。

第 2 章

高血糖的诊疗与调养

　　血糖值超过正常范围，也就是高于空腹值6.1毫摩尔/升、餐后2小时正常值7.8毫摩尔/升，即为血糖偏高。一般来说，短时间或一过性的高血糖不会给人体造成太大损害，但是若是血糖长期居高不下，多半会危及各大脏器与组织，给健康造成极大的威胁。为了避免这种情况的发生，最好及早发现病情，及时就诊，尽快地控制住血糖，把健康找回来！

高血糖的自我介绍

高血糖最近几年的发展势头非常猛，发病人群也逐渐年轻化。人们的生活水平提高了，摄入太多高脂肪、高热量的食物，平日里又缺少运动，生活没有规律，肥胖之人越来越多，体内血液黏稠度、胆固醇均在节节升高，脂代谢出现异常，糖耐量也不太正常，血糖就会逐渐升高，有演变成高血糖乃至糖尿病的危险。

血糖，人体热量之源

血糖，即血液中所含的葡萄糖，是身体各组织细胞活动所需的能量来源。唯有血糖保持在一定水平才能维持机体正常运转，血糖过低或过高，都会给身体造成一系列负面影响。

血糖的来源

我们身体所需的糖分主要来源于日常所吃的食物，空腹时血糖则主要来自于肝脏。其存储途径主要有以下两种。

1.肝脏中储存好的肝糖原以及肌肉中的肌糖原、脂肪等会在需要时分解成葡萄糖，进入人体血液中，保证血糖不降低。

2.非糖物质，比如饮食中的蛋白质会分解成氨基酸，脂肪会分解成甘油，肌肉还会自动生成乳酸，它们均会通过糖异生过程而转变为葡萄糖，进入肝脏转化为肝糖原，然后变成葡萄糖等着随时流入血液中。

血糖浓度的影响因素

◎喝水太少：喝水不足容易导致代谢紊乱，进而影响血糖浓度。

◎过食油腻、高脂类食物：油腻、高脂类食物吃得太多，容易引起胰岛素分泌不足，进而导致血糖快速升高。

◎长时间便秘：经常便秘同样会给代谢系统带来问题，血液循环也会变得不顺畅，血糖的稳定性由此受到影响。

◎药物作用：某些治疗咳嗽及感冒的药物，还有一些避孕药，都具有一定的升高血糖成分，多吃无益。

◎气温因素：温度过低，肾上腺激素分泌过多，肌肉摄入的葡萄糖减少，容易引起血糖升高；温度过高，喝水过少，也容易导致血糖升高。

◎运动因素：运动量过多、过少均不利于血糖的稳定。因为运动本身就是一个能量消耗的过程，唯有规律性的有氧运动才能促使身体组织对葡萄糖的利用，减少血糖的波动。

◎睡眠因素：睡眠不足可能会引起血糖升高。

◎心理因素：不良的心理，如恐惧、焦虑、抱怨、失望等，可能导致血糖不稳定。

高能情报站：　　　　你知道吗？

血糖浓度并非一成不变的，在一天之中的不同时段多少都会有所改变。正常人空腹时血糖浓度比较稳定，数值保持在3.64~5.88毫摩尔/升。用餐后血糖会暂时升高，但一般不会超过10毫摩尔/升。

血糖高不等于高血糖

当体内血糖值高于正常水平时就形成了高血糖，但血糖高并不意味着都是高血糖。世界卫生组织曾对高血糖给出了诊断标准：空腹血糖大于6.1毫摩尔/升，餐后2小时血糖大于7.8毫摩尔/升。倘若只是偶尔或在特殊情况下出现高血糖，并无大碍。但是如果连续测试了好几天，而且一段时间内始终处于高血糖状态，则基本就可以确诊为高血糖或糖尿病了。具体可参见表2-1。

表2-1　高血糖的诊断

项目	静脉血糖（毫摩尔/升）	
	空腹	（口服葡萄糖75克）餐后2小时
正常人	<6.1	<7.8
高血糖	>6.1	>7.8（或随机血糖）
糖耐量减退	<7.0	7.8~11.1
空腹血糖调节受损	6.1~7.0	<7.8

注：◎"随机血糖"指任何时候，不考虑上一餐的时间抽取的血糖

◎如果没有典型症状，应在不同日期里再监测一次，若结果还是超过正常标准，即可确诊为高血糖

高血糖不是空穴来风

高血糖是严重影响人体健康的"五高"症之一。若是血糖一直居高不下，极有可能会发展成为糖尿病，对人体的危害极大。那么，高血糖到底是如何累积而成的？

西医眼中的高血糖发病原因

常见原因包括：饮食习惯不当，尤其是含糖食物摄取过多；胰岛素分泌不足；情绪波动较大或承载的压力太大；睡眠不足；运动量突然减少，胰岛素不能发挥作用；过度肥胖；酗酒等。另外，服用某些升血糖的药物或激素类药物也会诱发高血糖，比如强的松、地塞米松、止咳糖浆以及糖皮质激素、肾上腺激素、甲状腺素等。就连某些外伤，比如脑血管意外、颅脑外伤、急性心肌梗死等，也会导致应激性血糖升高。

中医眼中的高血糖致病因素

◎个人体质：肥胖体质者体内多生痰，痰瘀阻滞在脾胃之中，体内的火气就会越来越旺盛。再者，肥胖体质者大多阳气不足，虚弱的阳气无法有效地分配津液，吸收不了食物的营养。故而消渴多为肥贵之人所患疾病。另外，中老年人大多体质虚弱、脏腑气血衰弱，特别容易患糖尿病。

◎情志：清代《临证指南医案》有言："心境愁郁，内火自燃，乃消证大病。"可见，情志失调，比如经常大悲或大喜，一会儿忧思不解，一会儿惊恐不已，容易诱发糖尿病。

◎房事过度：即性生活过度，肾精容易亏虚，出现阴虚肾燥、肾元不足、肾气不固等不适。同时，肾脏一旦出现虚损，糖尿病就会特别容易发生。尤其是房事过度，肾气耗损过多，下焦生热，热则肾燥，容易患上消渴之证。

◎瘀血或痰浊：气血是人体生命活动中不可缺少的元素，互为一体，相互为用。若是血脉循行不畅，痰多，体内容易产生内热，极易出现瘀血与痰浊之证，进而演变成糖尿病，也就是消渴证。瘀血在里，则多表现为口渴，在《血证论》中将其称之为"血渴"。此外，因为瘀血阻滞的部位不同，会出现不同的症状，比如胸痛、肢体疼痛或麻木等。

高血糖的偏爱人群名录

◎有糖尿病家族史者，比如父母患有糖尿病，其子女若是携带了糖尿病的基因，就有发生高血糖甚至糖尿病的可能。

◎长期摄入总热量过多者，这类人群往往吃的比消耗的热量多，体重超重或肥胖，尤其是腹部肥胖者，更容易血糖高。

◎患高血压、冠心病以及血脂或血尿酸不正常者；患胰腺疾患或胆结石者。

◎血糖不正常或糖耐量减低者。

◎分娩过4千克以上巨大婴儿的女性，更易患高血糖。

◎年龄在40岁以上，且缺乏运动者。

◎过度吸烟、长期酗酒者。

◎患过妊娠并发症的人，比如多次流产、妊娠中毒、胎死宫内、死产者。

◎长期从事重体力劳动或精神紧张、情绪极其不稳定者。

◎长期服用一些影响糖代谢的药物者，比如糖皮质激素、利尿药等。

这些临床症状，你有过吗

如果出现以下症状，则极有可能是高血糖或糖尿病发出的警告，需高度重视。

1.醉酒感：血糖忽然降低，大脑会受到一定的影响，人多半会出现走路摇摇晃晃、说话含糊不清，甚至昏厥等。日常生活中，一旦发生血糖过低，最好能够立即补充15~20克糖，此时不妨吃颗糖缓解一下。

2.多尿：相关内分泌专家曾经指出，一个正常人一般每天的尿液量大约在2升，如果夜间尿频、尿急且尿多，若不是膀胱或前列腺出了问题，多半就是血糖失控导致的。

3.不断口渴：生活之中，我们会因为气温过高、吃得太咸或运动量过大而感到口渴，很多人却忽视了一点：排尿太多也会导致口渴。换句话说，每天的排尿量与饮水量超过3.78升，则极有可能是血糖失控了。

4.饮食正常体重却在减少：血糖过高，尿液偏多，为此流失的热量也会有所增加。这就是糖尿病患者出现的典型症状：食多、饮多、尿多、体重减轻。这一情况一旦出现，遵医治疗，合理地进行饮食调理与药物治疗。

5.极度疲劳：葡萄糖是身体所需能量的主要来源，但过犹不及，一旦葡萄糖过多，身体无法正常消耗或利用这些葡萄糖，则多半会产生疲劳不适。很多人甚至每晚睡8~9小时仍感觉疲惫不堪、全身乏力等，这也可能是血糖过高的信号。

6.伤口愈合慢：本来几天能够愈合的小伤口，变得特别难愈合，这主要是白细胞抗击感染的能力下降导致的，多半是血糖过高在作祟。

7.视物模糊：视力突然恶化，比如视物模糊、眼易疲劳等，主要就是由眼晶状体突然收缩或膨胀引起的，这极有可能是血糖异常导致的。

高血糖或糖尿病是一种代谢性疾病，主要病理表现为：三多一少，即多饮、多食、多尿、体重减少。然而，并非患有高血糖或糖尿病，必然就会出现这些症状，有些人或许只出现其中一项或两项症状，轻重程度也有所不同，有时不仅不会出现消瘦症状，反而会比正常情况下更胖。然而，当上述症状出现时，多半就表示高血糖或糖尿病已经在悄悄地向你靠近了。

你被高血糖拖累了吗

高血糖对患者的损害是全方位的，而且具有系统性。换句话说，发现高血糖之后，若是不能及时将血糖控制在标准范围内，长此以往，代谢系统变得紊乱，逐渐导致全身组织、器官受损，进而引发诸多并发症（图2-1）。

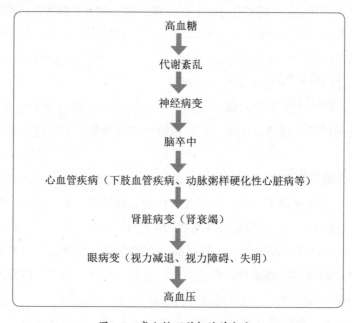

图2-1　高血糖可引起的并发症

高血糖得确诊，用药需谨慎

体检时，检查出血糖高，是否就是患上糖尿病了？事实上，偶尔一两次的血糖高并不能作为诊断糖尿病的依据。血糖高只是糖尿病的一个典型症状，持续的血糖升高才能确诊糖尿病。但是血糖高还是要引起高度关注。专家认为，血糖高并非就是糖尿病，但血糖长期居高不下，便可引发糖尿病。所以哪怕仅仅是血糖偏高也不容忽视，还得多测血糖值，多关注自身反应，多去医院做检查等。

血糖不稳定，自我勤监测

日常生活中，血糖偏高者应该多检测血糖，以便及时了解和掌握自身情况，将血糖控制在稳定水平。

1.选择最佳检测时间：

◎确认空腹血糖：主要指隔夜空腹8~12小时、早餐前采血检测血糖值，也就是说测血糖的时间最好是早起6~8点。空腹时间最好不要超过12小时，以免影响检测的血糖值。

◎确认餐前血糖：也就是说，早、中、晚餐前分别测定相应的血糖值。

◎确认餐后2小时血糖：指早、中、晚餐后2小时的血糖值，要从第一口吃饭时间开始计时，确保血糖的准确值。

2.掌握适宜的检测频率：当血糖值偏高，应监测空腹及餐后2小时血糖；当近期经常出现低血糖，最好监测餐前血糖与夜间血糖。另外，还可以每间隔一段时间，选择某一天的多个时间段里监测血糖值4~6次，了解其在一天时间内的变化规律。若是血糖波动特别大，最好适当增加血糖的检测频率。

高能情报站：血糖仪选择哪种好？

血糖仪的选择要以测量结果准确为基本准则。经济条件相对宽裕者，可以选择大品牌的血糖仪，功能相对齐全，操作方便，甚至可以快速检测。

3.血糖仪的正确测量方法（图2-2）。

首先得洗净双手，准备好试纸、酒精棉球或棉签、采血笔、针头等，再开始正确操作

⬇

调整血糖仪的代码，最好与所用的试纸代码相同

⬇

用酒精消毒采血的手指，手臂下垂30秒钟

⬇

将采血针头装入刺指笔中，根据皮肤厚度来调整穿刺的深度，采取适量血液

⬇

等到血糖仪指示取血后再将血液滴在血糖试纸指示孔内

⬇

几秒或十几秒之后便可读取血糖值

⬇

将血糖值与监测时间填写在记录本上

图2-2　血糖仪的正确测量方法

出现这些情况立即就医

糖尿病可分为1型与2型。一般情况下，1型糖尿病起病时"三多一少"的症状比较明显，部分患者还以酮症酸中毒为首发病症；而2型糖尿病患者则对胰岛素没有明显的依赖性，"三多一少"症状往往不会同时出现。那么，出现了哪些症状或不适反应之后，需要立即去医院确诊高血糖或糖尿病呢？

1.经常口腔溃疡：血糖升高，唾液中的糖分也会增加，容易滋生细菌，引发口腔炎；另外，血糖过高，口腔黏膜对外界刺激的防御能力较弱，容易因为轻微的创伤产生溃疡。

2.脖子发黑：脖子周围或腋下突然变黑，怎么也洗不干净，极有可能是假性黑棘皮病，最好去查查血糖。专家认为，这种皮肤变化往往是高血糖前期的提示，若不能及时地控制血糖上升，极易导致糖尿病及其并发症的出现。尤其是肥胖症患者，患上这种皮肤病变的概率较高，需要尽早确诊，及时治疗。

3.月经不调：月经不调并非都是妇科病引起的，血糖过高也是其中的致病因素。女性卵巢属于内分泌系统，与其他内分泌腺互相影响、互相制约。血糖一旦过高，胰岛功能发生异常，大脑垂体受到影响，性激素分泌紊乱，会导致月经不

调症状。可见，月经前后血糖波动极大，有高血糖的女性患者在月经期间最好勤测血糖。

4.反复阴道炎：临床显示，女性容易在高血糖刺激下合并感染，导致阴道炎反复发作。这是因为血糖水平过高，尿液糖分也会增加，阴道内酸碱平衡被破坏，白色念珠菌容易生长并繁殖，长此以往容易引发阴道炎症。若是女性反复发作阴道炎且久治不愈，最好查一查血糖。

5.男性阳痿：阳痿出现的因素诸多，比如病理或心理影响，也有可能是因为血糖过高。一般来说，体内血糖水平过高，容易引发细小血管及自主神经病变，导致阴茎血管腔变窄、血管壁钙化，进而影响阴茎的血液供应，产生阳痿。也就是说，男性一旦发现自己有阳痿症状，最好及时到医院排查，若是高血糖引起的阳痿，就得积极地进行降糖治疗。

除了上述征兆或情况指示血糖过高，还会出现诸多不适反应，比如女性阴道干涩、足部不适等，都应高度重视，着重考虑是否患有高血糖。

血糖检查前的注意事项

做血糖检测关键就得确保数值真实有效，这就需要我们在做检查前多加注意，并用心去做。具体如下。

一般检查血糖前需要空腹8小时，所以前一天晚上8点之后不要吃任何东西，最好连水都不喝。晚饭尽量不要吃甜的食物，否则容易影响到第二天的血糖值。第二天早起不能吃饭，水同样不能喝。

夜间睡眠保证充足，睡眠不足也会影响血糖值。

抽血化验前极力避免剧烈运动、抽烟和饮用刺激性饮料，比如酒、咖啡等。

抽血前也尽量保持心情平和，别过度紧张，以免影响检查结果。

找对医生，做对检查

高血糖很常见，中老年人、孕期女性都比较容易患上这种疾病。那么，我们应该通过哪些检查来确诊是否患有高血糖呢？

第一步：挂号，内科（内分泌科）。

第二步：见医生，询问基本情况，开单，交费。

第三步：抽血化验。

1.测空腹血糖：常规检查。

2.葡萄糖耐量试验，胰岛素、C肽释放试验：重要检查。糖耐量试验为国际认可的糖尿病诊断试验，主要测定静脉空腹血糖及葡萄糖负荷后血糖。采血测定胰岛素、C肽，以便及时了解胰岛B细胞在葡萄糖负荷下的最大分泌能力。

3.测定餐后2小时血糖：重要诊断与监测方法，为的是避免空腹监测血糖而遗漏了高血糖患者。

4.测定糖化血红蛋白：空腹与餐后血糖值都是对某一时刻血糖值的测定，容易受到偶然因素的影响。糖化血红蛋白主要针对2~3个月内平均血糖值的测定，是目前国际公认的血糖控制水平是否达标的标准。

5.尿糖检查：每日评估糖尿病控制情况的基本方法。

确诊之后，遵医选药

选择降糖药是医生的职责，但我们也应该大致了解基本药物的选择，避免盲目吃药的问题，增强自我保护意识。降糖药的类别见表2-2。

表2-2　降糖药的类别

降糖药类别	具体药物	特点	作用	适用人群
磺脲类	亚莫利、瑞易宁等	疗效稳定、作用缓和、耐受性好	刺激胰岛素分泌，快速降低血糖；增加胰岛素敏感性并降低血糖	适用于节食、体育锻炼、减肥都不能更好控制血糖的2型患者
双胍类	盐酸二甲双胍、格华止、美迪康等	疗效稳定，作用较缓和	增加外周组织对葡萄糖的利用，减少肝糖原的生成，降低血糖	适用于肥胖或超重的高血糖患者
非磺脲类	唐力、诺和龙、弗莱迪等	药效发挥比较快	刺激胰岛细胞分泌胰岛素，降低血糖	适用于2型糖尿病患者
葡萄糖苷酶抑制剂	拜糖平、卡博平、倍欣等	容易造成营养不良、腹胀、腹泻等不适	在小肠中阻止葡萄糖苷酶与多糖类物质结合，延缓食物中葡萄糖与果糖的消化与吸收速度，降低餐后血糖	适用于消化能力强的糖尿病患者

降糖药类别	具体药物	特点	作用	适用人群
胰岛素增敏剂	艾可拓、文迪亚、爱能、维戈罗等	可单独服用，也可与其他降糖药联合使用	提高胰岛素在周围组织的敏感性，减轻胰岛素抵抗	适用于存在明显胰岛素抵抗的糖尿病患者

高血糖人群如何安全用药

高血糖患者一般会使用降糖药来稳定病情，但若是服药不当往往会达不到预期药效，甚至会事与愿违，使病情加重。那么，高血糖人群应该如何安全用药呢?

1.按病型服药：1型患者只能服用双胍类、葡萄糖苷酶抑制剂及噻唑烷二酮类等降糖药；2型患者基本的降糖药都可以服用。

2.按血糖高低服药：血糖较高就得服用降糖效果最强或时间最长的药物，血糖不算太高的只需服用作用稍平和的降糖药物。

3.按胖瘦服药：较胖的高血糖患者首选双胍类、葡萄糖苷酶抑制剂及噻唑烷二酮类；偏瘦者首选磺脲类、苯甲酸类。

4.按年龄服药：年长者最好不要轻易服用药效强、作用时间较长的降糖药，比如苯乙双胍。

5.按肝肾功能服药：肝肾功能不好者最好不要轻易服用药效强、作用时间较长的降糖药，比如苯乙双胍。

口服降糖药需把握好时间

专家认为，口服降糖药在餐前服用效果会强一些。吃饭前先吃降糖药，在体内提前准备一个药物环境，使餐后血糖不上升或上升较慢。要知道，这样的结果比先吃饭使血糖上升，再降糖要好很多。所以，在没有不良反应的情况下，各种口服类的降糖药最好还是餐前服用。具体如下。

◎磺脲类和双胍类：餐前20~30分钟服用。

◎葡萄糖苷酶抑制剂：餐前比餐后服用效果更佳，其中拜糖平（阿卡波糖）在第一口饭前吃效果最好，倍欣（伏格列波糖片）在餐前直接吞服效果最佳。

◎噻唑烷二酮类：饭前饭后均可服用，但为了避免食欲不振、腹泻、恶心、呕吐、腹痛等不适的产生，最好还是餐后服用。

当然，不得不提醒患者：餐后服用疗效虽然比不上餐前，但总比不吃要好，而且不良反应往往会更小一些。

高能情报站：　　别掉进口服降糖药的误区

◎误区1：擅自增加药量。降低血糖必须循序渐进，切不可为了尽快降低血糖而擅自增加药量。血糖若是降得太快，身体不能马上适应，容易出现头晕眼花、头痛等不适，甚至会因为低血糖而引发心慌乏力、面色苍白等不适。

◎误区2：血糖稳定后立即停药。这样容易使血糖骤然升高，不利于控制血糖。

◎误区3：降糖药越贵越好。降糖药的好坏与价钱无关，关键还是得适合自己，要知道用在别人身上的未必适合自己。

◎误区4：频繁更换药物。药效的发挥是一个循序渐进的过程，频繁更换药物，不仅达不到良好的降糖效果，还会使身体对降糖药产生抗药性。

易引起血糖波动的日常药物

平时生活里，一些药物吃进肚里容易引起异常血糖波动，高血糖患者尤其要高度重视，尽量少吃或不吃下列药物。就算非吃不可，也请遵医嘱。

1.利尿药：治疗高血压多半会使用利尿药，但这一类药物使用时间较长，往往会导致糖耐量降低，血糖就会跟着慢慢升高。

2.激素类药物：激素类药物会通过多种途径影响血糖值，尤其是糖皮质激素，在一定程度上会降低组织对葡萄糖的利用，最终导致血糖升高。

3.抗抑郁药：典型药物包括阿莫沙平、氯氮平、洛沙平等，会使血糖升高。

4.抗生素与解热镇痛类药物：这类药物若是大剂量服用，肝肾功能容易受损，就连血糖也会大幅波动。

5.ß受体阻断药：这类药物主要用来治疗高血压、心绞痛，同时也会降低糖耐量，促使血糖升高。

6.抗肿瘤药物：典型药物包括四氧嘧啶、门冬酰胺等，会破坏胰岛B细胞，导致糖代谢紊乱而引发血糖升高。

降低血糖也可使用中药及降糖配方

　　"是药三分毒"，要想降低血糖不妨使用中草药熬成汤或茶，哪怕直接榨汁喝，也会产生一定的降糖效果，只是效果有点慢，但不良反应会更小。

　　三七：三七皂苷来降糖——三七丹参茶

　　玉米须：刺激释放胰岛素——玉米须山药汤

　　枸杞子：补肝益肾更降糖——枸杞菊花饮

　　人参：降糖百草王——人参红茶饮

　　西洋参：双向调节血糖——玉竹西洋参茶

　　金银花：修复胰腺快降糖——大蒜金银花茶

　　黄连：小檗碱能降糖——黄连汁

　　黄芪：补气降糖两手抓——黄芪山药鱼汤

　　玉竹：清热降血糖——玉竹饮

　　葛根：良药苦口降糖快——葛根粉粥

　　山药：补脾也把血糖降——山药枸杞茶

　　莲子心：养心安神更降糖——莲子茶

　　桔梗：桔梗皂苷来降糖——桔梗饮

　　南瓜子：参与合成胰岛素——南瓜子苹果汁

　　桑白皮：疏风散热来降糖——桑白杏仁茶

　　桑叶：改善体虚多汗及血糖高——桑麻饮

　　丹参：防治糖尿病并发症——丹参山楂大米粥

　　灵芝：增强免疫调血糖——灵芝草绿茶

　　黄精：调节血糖也降脂——黄精桑葚粥

　　茯苓：防治糖尿病性肾病——茯苓菊花茶

　　白术：保护肝脏降血糖——猪肚白术粥

　　芡实：预防糖尿病性肾病——芡实莲子汤

　　玄参：清热降血糖——黄芪玄参茶

　　麦冬：滋阴润肺降血糖——麦冬百合粥

　　牛蒡子：显著降低血糖——牛蒡子芦根茶

教你积极应对降糖药物的不良反应

口服降糖药容易产生一些不适反应，尤以胃部不适为主，比如恶心、呕吐、消化不良等，并伴有低血糖、腹泻等不良反应。那么，降糖药出现了不良反应，糖尿病患者应该怎么办呢？

1.恶心、呕吐了，怎么办？

降糖药一旦刺激胃黏膜，容易产生恶心、呕吐症状，这就要求我们选择适宜的服药时间，比如饭后服药，恶心、呕吐感会适当减轻些。当然，若是出现了这样的不适，饮食上就得尽量避免性味过于刺激的食物，必要时可按压、针灸合谷、内关等穴位来缓解。若是不良反应比较严重，可适当吃些增强胃动力的药物，比如吗丁啉、胃舒平等。

2.消化不良，拉肚子了，怎么办？

有些降糖药会影响肠道内表层细胞的消化功能，使得食物的营养不能被小肠吸收利用，以致于出现消化不良、腹泻等不适。这时我们可以采用少食多餐、避免食用性味过于刺激的食物，就连富含纤维素的食物也尽量少吃或不吃；还得及时补充水分，避免脱水。必要的话甚至可以服用止泻剂。当然，为了减少不良反应的发生，口服降糖药时建议先从小剂量开始。

3.低血糖，有点头晕了，怎么办？

若是单独服用葡萄糖苷酶抑制剂不会出现低血糖不适，但同时服用了磺脲类或胰岛素，容易出现低血糖不适，这时因为肠道内的葡萄糖苷酶已经被抑制了，蔗糖与淀粉不容易被吸收而出现低血糖。此时最好及时地口服或静脉注射葡萄糖，以缓解头晕。

营养处方，高血糖被"吃掉"

无论是1型还是2型糖尿病患者，日常饮食安排都是至关重要的，通过饮食调节血糖也是行之有效且最基本的方法。从每日膳食入手，可有效抑制血糖再攀高，还能维持机体的正常活动，保证成年人从事正常工作，儿童能够正常成长发育。肥胖者通过饮食控制使体重下降，改善机体对胰岛素的敏感性；消瘦者则通过合理饮食使体重增加，提高机体对疾病的抵抗力，最终帮助人们恢复正常的血糖值、尿糖值。

合理饮食，稳定血糖

为了保证标准体重，糖尿病患者一定要时刻关注总热量的摄入。其中，肥胖者要减少热量的摄入，消瘦者要提高热量的摄入，孕妇、哺乳期女性以及儿童也应该适当增加热量的摄入。除此之外，糖尿病患者还得平衡膳食，保证营养全面摄入。首先就得选择多样化、营养丰富的食物，并合理安排各种营养物质在膳食中的比例或分量。减少单糖或双糖食物，限制脂肪的摄入，适当吃些富含优质蛋白的食物。

不可不知的控糖饮食细节

1.少吃多餐，不吃夜宵：在保证每日总热量摄入不变的情况下，最好选择少吃多餐的形式来进食。这样做有利于减少胰岛分泌胰岛素，从而有利于控制病情。另外，胰岛素的活性在晚上会更强，所以尽量要拒绝吃夜宵，晚饭也尽量不要吃太多，以免发胖而加重病情。

2.多吃粗食，少吃精食：糖尿病患者主食需要定量，在定量范围内可以尽可能地多吃些粗杂粮以及豆类、蔬菜等。因为粗杂粮中富含维生素与矿物质，而且粗纤维含量比较丰富，能够有效地阻止血糖的吸收。

3.进食不宜快，饮食宜暖：糖尿病患者进食时要细嚼慢咽，不可求快，更不可暴饮暴食，以免影响消化吸收，加重胃及胰腺的负担，时间久了反而会加重糖尿病病情。再者，糖尿病患者进食时应保证食物温度适中，过烫或过凉都不好。

中医认为，人的脾胃喜暖畏寒，所以生冷的食物还是不吃为妙。

4.合理控制总热量：为了保证标准体重，糖尿病患者一定要时刻关注总热量的摄入。其中，肥胖者要减少热量的摄入，消瘦者要提高热量的摄入，孕妇、哺乳期女性以及儿童也应该适当增加热量的摄入。

5.平衡膳食，全面营养：平衡膳食，保证营养全面摄入，首先就得选择多样化、营养丰富的食物，并合理安排各种营养物质在膳食中的比例或分量。减少单糖或双糖食物，限制脂肪的摄入，适当吃些富含优质蛋白的食物。

一日三餐合理分配

为了避免血糖突然升高，糖尿病患者最好少吃多餐。对于病情比较稳定的轻症患者一天至少要保证三餐，决不可少吃一餐。三餐的主食量可以这样分配：早餐1/5、午餐2/5、晚餐2/5，或者早、中、晚餐各1/3。打个比方，全天若是食用粮食250克，那么早餐可吃50克，午餐与晚餐则分别吃100克，也可三餐平均分配。

对于注射胰岛素或口服降糖药的患者来说，药物作用最强的时间段里应该适当安排加餐。每天主食量可分为4~6餐，加餐就安排在两餐之间，比如9:00、15:00、21:00。所吃的主食量应该是从正餐中分出25~50克。睡前加餐除了主食之外，还可喝杯牛奶，吃个鸡蛋等，牛奶与鸡蛋中所含的蛋白质转化成葡萄糖的速度比较慢，不仅不怕血糖升高得太快，也不用担心夜间低血糖的发生。

另外，加餐一定不要超过总热量的需要，以免热量过高而引起肥胖，进一步降低体内组织对胰岛素的敏感性，导致人体对胰岛素的需求增多，进而对控制病情不利。加餐时也不要单纯进食肉类、蛋类食品，应适当吃些糖类食物，以免糖类摄入过少而引起饥饿性酮症。

当然，糖尿病患者还要学会适时减少食量或及时加餐。比如尿糖多时，减少食量；体力劳动较多时，多吃25~50克主食。

高能情报站：　　糖尿病患者不宜克制喝水

糖尿病患者经常会觉得口渴，喝水一般比正常人多，大多是体内缺水的表现，属于人体自我保护的一种正常反应，故不宜有意克制喝水的欲望。

天然降糖药，营养处方单

魔芋拌芹菜：魔芋200克，芹菜100克，枸杞子8颗，葱丝、盐、香油各少许。将魔芋去皮，煮熟，凉凉后切丝；芹菜洗净后去叶留茎，切成丝，入沸水中烫一下；枸杞子入沸水中稍微烫一下。将魔芋丝、芹菜丝、枸杞子一起倒入大碗中，撒入葱丝，调入盐、香油拌匀即可。

魔芋本是一种有毒性的果子，经后人之手将其炮制加工制作，变成了一道美味且有益的碱性食品，一般吃了太多酸性食物的人吃了魔芋之后，有利于使人体达到酸碱平衡，获得健康。作为一类新型的保健食品，魔芋具有药食两用的价值。

首先，魔芋是一种高纤维、低脂肪、低热量的天然减肥食品。魔芋中所含的膳食纤维不仅含量极高，而且都是水溶性的，弥补了人们日常饮食中膳食纤维的严重不足，有利于保证人体健康。如此强大的膳食纤维的摄入，肠胃就会变得润滑，排便也变得顺畅了，脂类及有毒物质能够及时地排出体外，减肥瘦身便不在话下。

其次，魔芋中含有60%左右的甘露聚糖，这种物质的吸水性极强，吸水之后能够膨胀至原来体积的30~100倍。也就是说，食用魔芋之后立马就会产生饱腹感，而且不会提供太多热量，比较容易稀释肠道中的有害物质，提高肠道的控制能力，加速食物的消化，从而达到预防与辅助治疗糖尿病的目的。

再次，魔芋中所含的甘露聚糖，其实属于膳食纤维的一种，不仅能够阻碍人体对糖、脂质及胆固醇的过量吸收，还能减少胆固醇的沉积，特别适合肥胖型的高血糖患者食用。而且这种营养物质能够降低机体对单糖的吸收，从而使脂肪酸在体内的合成量大大减少，在一定程度上控制血糖，稳定高血糖患者的病情。

如此神奇的魔芋搭配上芹菜，具有一定的降糖效果。芹菜除了能够调节血压之外，还能防止餐后血糖

紧急警示牌

年纪稍大、病程较久的糖尿病患者，一旦出现腹胀、反酸、烧心、食欲不佳等症状，最好不要吃太多魔芋，以免加重不适。

上升过快，促进肠胃蠕动，预防便秘；而且芹菜所含的芹菜碱与甘露醇等活性成分，有助于降低血糖。故两者同烹，降低血糖的同时还能增强机体免疫力，并能排毒通便、减肥瘦身等。上述营养处方可佐餐食用，隔日1次，分服。

 【其他营养处方】

1.香菇魔芋汤：香菇200克，魔芋150克，盐适量，淀粉、鸡精各少许。将香菇洗净，切片；魔芋洗净，切薄片，下入沸水锅内烫一下，去除碱味，捞出。将香菇倒入油锅内翻炒一下，再倒入适量清水，加入盐，煮沸后放入魔芋，再煮2分钟左右，加入鸡精调味，倒入淀粉勾芡拌匀即可。这道处方具有降血糖、健脾消食、利尿减肥等功效。

2.沙茶魔芋：魔芋250克，胡萝卜、荷兰豆各30克，沙茶酱适量。将魔芋洗净，切块，倒入沸水锅内烫一下，捞出，沥水；荷兰豆洗净，摘除两头，切一刀；胡萝卜洗净，去皮，切片。热油锅，倒入胡萝卜片煸炒，再放入荷兰豆、魔芋块翻炒一下，放入沙茶酱，炒匀即可。佐餐食用，每日1次，抗饿耐饥，有利于控制葡萄糖的吸收，降低血糖，稳定病情。

3.黑木耳魔芋丝：黑木耳20克，魔芋丝60克，香菜2根，陈醋、盐各适量。将黑木耳泡发好，倒入热水锅内烫一下；魔芋丝用清水冲洗一下。准备小碗1个，倒入适量陈醋，加入盐拌匀，调好汁，将汁倒入黑木耳与魔芋丝内，撒上香菜拌匀即可。佐餐食用，每日1次。该处方有利于清理血管，调节血压；还能延缓人体对葡萄糖的吸收，控制血糖。

乌鸡煮着吃，土方降血糖

1.乌鸡陈皮醋：乌鸡1只，陈皮250克，陈年老醋1大碗。将乌鸡去除内脏，洗净，切块；将陈皮洗净。将乌鸡肉块、陈皮、醋一起入锅，加入1000毫升水，大火煮开后改用小火慢煮，待鸡肉软烂即可。

2.天麻乌鸡汤：乌鸡1只，天麻约100克，枸杞、葱、姜、鸡精、盐、醋各适量。将乌鸡、天麻放入压力锅里，加入葱、姜、盐、枸杞、鸡精、醋及适量清水煮熟。

乌鸡的嘴、眼、脚、皮肤都是黑色的，甚至连骨头、肉与大部分内脏都是乌黑色的，因此又被称为乌骨鸡。乌鸡的口感相对比较细嫩，营养价值也远远高于普通鸡，其药用价值与食疗作用都是不可小觑的，被人们视为"名贵食疗珍禽"。

乌鸡性平，味甘，归肝、肾经，但凡病患或处于康复期的病人，就连坐月子的女性都可选择乌鸡汤作为滋补品。不仅如此，《本草再新》记载："乌鸡……平肝祛风，除烦热，益肾养阴。"也就是说，乌鸡是滋养肝肾的宝贝。

乌鸡中含有大量的黑色素和多种氨基酸，其蛋白质、维生素、磷、铁等含量比一般的鸡肉高出许多，且胆固醇和脂肪含量很少，很适合缺乏营养的慢性病患者食用，其中就比较适合高血糖患者食用。因为乌鸡中所含的维生素E、维生素B_2、烟酸、磷、铁、钠、钾等营养成分可促进胰岛素的分泌，加强胰岛素的作用，从而达到降低血糖的作用。

另外，乌鸡中所含的营养物质都属于水谷精微，是化生人体水谷精气、津液，乃至血液的主要物质基础。《读医随笔·气血精神论》曰："夫血者，水谷之精微……以生长肌肉、皮毛者也。"肝主筋，藏血，发为血之余，因此肝血亏虚，则人的面色萎黄，头发枯槁宜脱。而乌鸡中丰富的营养物质是化生肝血的主要物质。因此，乌鸡不仅是滋补汤饮，更具有滋养肝肾、养血益精等药用作用，乌鸡白凤丸具有调血养肝的功效也源自于此。从这一角度看，气血不足型糖尿病患者若是出现面色苍白、四肢发冷、腰背酸痛等症状，更应该喝点补养肝脏、温养气血的乌鸡靓汤，在满足味蕾愉悦的同时，更有补养肝脏、温养气血、降低血糖之效。

 【其他营养处方】

1.乌鸡白凤尾菇汤：乌鸡1只，白凤尾菇50克，料酒、大葱、食盐、姜片各适量。乌鸡宰杀后，去毛，去内脏，洗净；锅内（最好是砂锅）添入清水，加姜片煮沸，放入乌鸡，加料酒、大葱，用文火炖煮至酥，放入白凤尾菇，加食盐调味后煮沸3分钟即可起锅。可在补益肝肾、生精养血的基础上较好地稳定血糖。

2.黑豆乌鸡汤：黑豆50克，红枣8个，乌鸡半只，生姜2~3片。将黑豆、红枣去核洗净，浸泡。乌鸡洗净，去肠杂、尾部，诸材料一起放进瓦煲内，加入适量清水，先大火煲沸后，改为小火煲约1.5小时，调入适量食盐便可食用。补养肝肾、益气滋阴，并可改善高血糖引起的失眠、消渴、心烦等不适。

1.当参黄鳝：当归、党参各15克，黄鳝500克，盐少许。将当归与党参一起放入碗中，加入100毫升水，隔水炖约20分钟；将黄鳝处理干净，切丝，倒入油锅中煸炒一下，然后倒入当归党参水，大火煮沸后改用小火煎煮，加入盐调味。

2.人参黄鳝汤：黄鳝1条，枸杞子5克，人参、党参各适量。将黄鳝处理干净，与枸杞子、人参、党参等装入碗中，加入适量清水，入锅蒸熟。

黄鳝，又名鳝鱼，外形酷似蛇，却没有鳞片，呈黄褐色，有黑斑点，主要生活在水田泥洞里，是老百姓餐桌上的一道美味佳肴。黄鳝的营养价值非常高，其中卵磷脂与DHA含量比较丰富，这些营养素是构成人体各个器官组织的重要成分，还是脑细胞不可缺少的营养，并能积极地保护胰岛B细胞，有效地稳定血糖。再者，黄鳝中含有一种特殊物质，叫做"鳝鱼素"，有助于降低血糖；它所含有的蛋白质可在一定程度上改善糖代谢，有效地调节血糖水平。上述处方不妨佐餐食用，每日1次。

紧急警示牌

黄鳝体内含有寄生虫，故烹调时最好烹饪熟透，不能生吃，更不可吃半生不熟的黄鳝。

 【其他营养处方】

1.苦瓜鳝片：黄鳝200克，苦瓜100克，红椒、盐、姜丝、蒜末、酱油、料酒各适量。将黄鳝切段，加入盐、料酒腌制一下；苦瓜去子，切成斜块；红椒切块。热油锅，下入黄鳝大火翻炒；另起锅，下入姜丝、蒜末、红椒、苦瓜翻炒，五成熟时加入黄鳝翻炒至熟，加入盐、酱油调味。佐餐食用，有利于预防高血糖。

2.大蒜鳝段：黄鳝300克，大蒜50克，盐、酱油、料酒、胡椒粉、花椒粉、水淀粉各适量，高汤少许。将黄鳝切段。热油锅，倒入黄鳝煸炒，加入盐、料酒炒至酥软，再倒入高汤，下入酱油、胡椒粉、大蒜煮一下，待汤汁浓亮时改用小火，加入水淀粉勾芡拌炒一下，撒上花椒粉即可。佐餐食用，有利于降低血糖、补血养颜、杀菌开胃等。

苦瓜榨成汁，降糖速度快

升麻苦瓜饮：升麻20克，苦瓜200克，葛根50克。将升麻、葛根分别洗净，一起放入锅中，加入适量清水，煎煮15分钟左右，去渣取汁；将苦瓜洗净、去瓤，切小块，放入榨汁机中榨汁，过滤去渣；待药汁稍凉后加入苦瓜汁调匀。

20世纪60年代苦瓜对糖尿病的治疗功效被证实，现在苦瓜降血糖的说法已经普遍被人们所接受。相关研究表明，从苦瓜中能提取出一种在化学结构上类似胰岛素的物质，这一物质甚至与动物胰岛素有着类似的功能。医学界甚至将苦瓜的这种提取物质称为"植物胰岛素"。后人通过大量的药理研究与分析，终于确定了这一物质为苦瓜皂苷，具有非常明显的降低血糖作用。这一有效成分能够刺激胰岛素的释放，修复B细胞，增强胰岛素的敏感性，预防并改善各种并发症的发生，还能积极调节血脂水平，提高机体的免疫力，最终成功地控制血糖。

另外，苦瓜的含水量比较大。据悉，100克新鲜苦瓜中含有水分总量竟然高达94克，干物质大概只有6克。这说明，糖尿病患者日常生活中若是能吃些苦瓜鲜汁或者苦瓜煮的汁液等，可以有效地改善口干舌燥、饮水无度等不适。上述处方随意饮用，每日1剂，有利于祛除暑热、降低血糖等，糖尿病患者不妨在夏季饮服。

紧急警示牌

不能空腹服用苦瓜，以免伤及脾胃！

 【其他营养处方】

1.玉米双瓜汤：苦瓜、玉米各半个，南瓜150克，盐适量。将所有材料洗净，玉米切断，苦瓜和南瓜分别切成块。将处理好的材料放入适量的清水锅中，煮至材料软烂即可用盐调味。佐餐食用，适量服用。该方中的南瓜与苦瓜均有降糖功效，加入玉米之后完全可以当做主食来食用，以便于控制摄入的总热量。

2.桔梗苦瓜：桔梗6克，苦瓜200克，玉竹5克，盐、酱油各适量。将苦瓜洗净，对切，去子，切成薄片，泡冰水，冷藏10分钟左右；玉竹、桔梗洗净，打成粉末，与盐、酱油拌匀，淋在苦瓜上即可。本品可生津止渴、降低血糖。

黄豆泡醋里，血糖不上升

　　醋泡黄豆生姜：黄豆小半碗，生姜片5片，陈醋适量。将黄豆洗净，与生姜片一起装入碗中，倒入陈醋浸泡数日。吃豆喝醋。

　　黄豆是食疗佳品，具有一定的降血糖功效，能够积极改善糖尿病及其并发症。糖尿病属于一种代谢障碍性的内分泌疾病，主要是由于胰岛素分泌不足引起的。也就是说，因为人体胰腺不能分泌足够多的胰岛素，体内糖代谢发生障碍，糖就随着尿液一起排出体外而出现尿糖现象，又或者滞留在血液中使得血糖升高。

　　黄豆中所含的糖分极少，而且大多是些功能较低的聚糖，不容易被人体所吸收，也不会给人体提供太多的热量，所以黄豆特别适合高血糖患者食用。黄豆中还含有大量的磷脂，能够帮助胰腺顺利地分泌胰岛素，保证糖代谢的正常运作，还帮助一些排泄物顺利排出体外，避免血糖的急速升高。黄豆中甚至含有大量的可溶性膳食纤维，不仅具有润肠通便的功效，还可增强胰岛素的敏感度，从而有效地调节血糖。

 【*其他营养处方*】

　　1.拌萝卜黄豆：黄豆100克，胡萝卜300克，盐、香油各适量。将胡萝卜去头及尾，洗净，切成小丁；将胡萝卜与黄豆一起入沸水锅内烫一下，捞出，沥水。将黄豆与胡萝卜加入盐、香油拌匀即可。佐餐食用，每日1次。该方有利于缓解餐后血糖上升的速度，调节血糖、血压及血脂，改善高血糖及其并发症。

　　2.芹菜拌黄豆：芹菜100克，黄豆200克，盐、醋、生抽各适量，干辣椒少许。芹菜洗净，切段；黄豆洗净，用水浸泡；干辣椒洗净，切段。锅内注入清水，煮沸，分别放入芹菜与浸泡过的黄豆，烫熟，捞出，沥水，并装入盘内。将干辣椒入油锅内焅香，加入盐、醋、生抽拌匀，淋在黄豆、芹菜上即可。芹菜属于高纤维食物，与黄豆一起食用，既有利于通便，清除血管壁上的胆固醇，还能调节血糖，增强胰岛素的敏感性，提高葡萄糖耐量。

　　3.雪菜黄豆瓜蒌煲：雪菜100克，黄豆50克，瓜蒌10克，葱、姜末各5克，盐、醋、酱油、清汤各适量。先将雪菜洗净后切段，黄豆用温开水泡发；将雪菜与黄豆、瓜蒌一起放入砂锅中，倒入清汤，加入葱、姜末略煮，再调入盐、醋、酱油拌匀，煮至菜熟即可。每日1次，连服数日。这道处方对预防高血糖及其心脑血管疾病有疗效。

其他降糖食物及营养处方总汇

【谷、豆、薯类】

玉米：强化胰岛素功能——玉米炒蛋

小米：有效调节血糖水平——小米黄豆粥

薏仁：利水消肿降血糖——薏米黄芪粥

黑米：维持血糖平衡——黑米红豆粥

燕麦：减肥降脂又降糖——燕麦枸杞粥

荞麦：微量元素把糖降——荞麦凉面

红豆：利水消肿降血糖——鲫鱼红豆汤

绿豆：生津止渴来降糖——绿豆玉米粥

黑豆：延缓餐后血糖上升——黑豆豌豆粥

【肉类】

猪肝：改善糖尿病神经性疾病——胡萝卜炒猪肝

兔肉：调节胆固醇及血糖——兔肉粥

鸭肉：预防糖尿病合并心血管病——草菇烧鸭

鸽肉：补充高蛋白，调节血糖——老鸽汤

【水产类】

鲫鱼：增强糖尿病患者免疫力——鲫鱼炖西蓝花

带鱼：促进胰岛素分泌——酒糟蒸带鱼

鳕鱼：预防糖尿病性心脑血管疾病——枸杞蒸鳕鱼

牡蛎：促进胰岛素分泌——牡蛎香菇汤

虾仁：镁元素降血糖——苦瓜虾仁

扇贝：调节糖代谢——蒜蓉蒸扇贝

海带：低热量血糖不升高——苦瓜海带瘦肉汤

【蔬菜类】

白菜：低热量降血糖——陈醋白菜

生菜：延缓葡萄糖吸收——蒜蓉生菜

菠菜：维持血糖平衡——花生拌菠菜

芹菜：活性成分来降糖——芹菜炒香干

洋葱：刺激胰岛素分泌——洋葱炒芦笋

西蓝花：促进胰岛素分泌——素炒西蓝花

黄瓜：低脂低热助降糖——黄瓜炒草菇

冬瓜：清热解毒又低糖——冬瓜竹笋汤

西葫芦：调节糖代谢——醋溜西葫芦

莴笋：控制餐后血糖升高——爽口莴笋

南瓜：促进胰岛素分泌——蒸南瓜

丝瓜：低热低脂又低糖——胡萝卜炒丝瓜

白萝卜：促进脂肪代谢——清爽白萝卜

芦笋：调节脂肪与糖分——金针菇凉拌芦笋

西红柿：降糖成分多又多——西红柿豆腐汤

芥菜：预防糖尿病性白内障——芥菜拌黄豆

竹笋：控制餐后血糖——凉拌双笋

包菜：促进胰岛素生成——手撕包菜

【水果类】

苹果：稳定血糖——苹果汁

草莓：助消化降血糖——草莓芹菜汁

山楂：是果亦是药——山楂绿茶

【其他类】

生姜：改善脂质代谢紊乱——绿茶姜汤

醋：药食两用助降糖——醋溜包菜

绿茶：减缓糖类吸收——丹参绿茶饮

红茶：刺激胰岛素分泌——柠檬红茶

黑芝麻：保护胰腺细胞——芝麻拌芹菜

高能情报站：　确保和，远离偏，保证好身体

　　要想使身体和，就必须有良好的的饮食习惯，即要以谷物、豆类为主食，各种肉类、蔬菜为副食，同时补充瓜果类食品。这是一个低热量、低动物脂肪、多蔬菜、多水果，以植物淀粉为主的饮食结构，符合低脂、低盐、高钾、高纤维、营养成分均衡的要求，是人体营养需求的基本模式，也能很好地控制血糖，甚至有助于降低血糖。

特色茶疗，辅助降糖

多数中草药经过科学配伍，熬制成汤汁或茶饮，人们温服之后能收到养生保健、治病养命的功效，这一点对于高血糖甚至糖尿病患者来说也是适用的。

🌼 苦荞桑叶茶——代谢多余糖、控制血糖

苦荞麦、桑叶各5克。将上述药物一起入锅，倒入适量清水，大火煮沸后改用小火煎煮，煮至1碗茶水。

苦荞麦属于谷类，营养价值高，是血脂、血糖紊乱的代谢综合征者的福音，对于糖尿病患者来说是不可多得的饮食佳品。

首先，苦荞麦中含有一定量的铬元素，对糖尿病患者具有治疗效果。铬主要存在人体的骨骼、皮肤及脂肪组织中，随着年龄的增长，这一元素会有所下降。然而这一元素容易与体内的甘氨酸、半胱氨酸等形成配合物，结合成一种葡萄糖耐量因子。这就使得苦荞麦能够增强胰岛素的作用，帮助胰岛素充分发挥作用，积极地控制血糖的上升。其次，苦荞麦中含有丰富的维生素P及芦丁，有利于保护血管、软化血管，从而有效降低人体的血脂与胆固醇，预防高血糖合并症的出现。再次，苦荞麦作为谷物的一种，膳食纤维的含量自然不会太低。这一有效成分能够改善葡萄糖耐量，帮助人体代谢体内多余的葡萄糖，并积极地促进排便，减缓餐后血糖上升的速度。

 【茶方·变变变】

苦瓜荞麦茶：苦瓜1根，苦荞茶适量。将苦瓜切开，去除瓜瓤，装入苦荞茶，然后将苦瓜挂在通风处风干。将阴干的苦瓜洗净，连同苦荞茶切碎，混合均匀，取适量放入杯中，倒入沸水冲泡。

🌼 丹参三七茶——改善高血糖引起的心血管疾患

丹参30克，三七20克。将上述药材洗净，入沸水锅内，开小火煎煮15分钟，倒出药汁，再加水煎煮20分钟左右，去渣，两次药液混合，调匀即可。

中医认为，丹参性微温，味苦，归心、肝经，具有活血化瘀、安神宁心之功，主治心绞痛、月经不调、惊悸失眠、瘀血腹痛等病症。丹参偏入心经，在凉血的基础上又可清心，有助于改善热、火攻心所致的头晕目眩、烦躁不安等不适；丹参还可补血养血，具有一定的宁心安神之功，可有效缓解心悸失眠、多梦、夜不能寐等症状。从这一角度看，丹参有利于改善糖尿病引起的失眠、心烦、消渴等不适。老年人若是经常服用丹参煮的水，比如丹参三七茶，有利于预防与辅助治疗糖尿病患者的大血管、微血管与周围神经病变，尤其对糖尿病引起的心血管疾病有帮助。

 【茶方·变变变】

丹参赤芍茶饮：丹参、赤芍、忍冬藤、玄参各30克，当归20克，红花10克。将上述药物倒入锅中，加入适量清水，大火煮沸后改用小火煎煮15分钟左右，滤渣取汁，再加入适量清水煎煮20分钟左右，去渣，两次药液混合。每日1剂，分2次服用。本品可滋阴润燥、凉血活血，适用于糖尿病伴坏疽患者食用。

❀ 桑叶清新茶——促进胰岛素分泌

> 干桑叶、麦门冬各15克，大青叶10克。将上述材料分别洗净，倒入锅中，加入800毫升清水，大火煮沸后改用小火煎煮，煮至400毫升，去渣取汁。

桑叶性寒，味甘、苦，无毒，入肝、肺经，具有降血脂、降血压、降血糖之功。桑叶的药性比较平和，体质较差者同样可以经常服用上述处方。每日1剂，分2次服用，还可适当减少其他食物的摄入量。经常服用的话可养肝明目、降糖降压，尤其可以预防并改善高血糖引起的视网膜病变或失明等病症。因为这道汤饮加入了黑芝麻，故不仅养肝，还能补肾，适用于肝肾阴虚型糖尿病患者。

从现代医学角度看，桑叶中富含氨基酸、食物纤维、维生素及多种活性物质，均有利于降低血糖、血脂与血压等，尤其是桑叶中所含的生物碱及桑叶多糖物质，可促进胰腺细胞分泌胰岛素，降低血糖。生物碱对糖类分解酶活性具有一定的抑制作用，使小肠难以吸收双塘，餐后血糖便会被抑制上升；而桑叶多糖则会促进胰岛素的分泌，从而促进细胞对糖的利用，改善糖代谢，起到降糖功效。

外治古方，降糖找中医

糖尿病属于全身性疾病，容易引起心、脑、肾、眼及神经等并发症。按摩穴区、药物贴敷、药浴或足浴等外治方式，不仅可以增强心肺功能，扩张冠状动脉，增加血流量，还能促进血氧与营养物质的吸收，使心脏得到滋养，防止血管栓塞，调节神经功能，在一定程度上还能提高人体免疫力，控制血糖升高。另外，对穴位的各种刺激能够发挥经络传导作用，积极调节胰岛素与肾上腺素的分泌功能，提高葡萄糖的利用率，进一步降低血糖，同时减少糖尿病并发症的发生。

穴位按摩来降糖

按摩穴位就是刺激经脉上的腧穴，不仅能够改善内分泌功能，刺激胰岛素分泌，还可以增加胰岛素受体的敏感性，抑制胰高血糖素的分泌，起到降低血糖的目的，并在一定程度上积极防治高血糖或糖尿病引起的多种并发症。

揉按血海穴，血糖降下来

1.按揉血海穴：端坐，拇指用力按揉血海穴，其余四指与拇指相对以助力。

2.敲打血海穴：端坐，用木棒轻轻敲打血海穴，力度适中。

血海穴，足太阴脾经上的重要穴位之一，具有健脾化湿、调经统血等功效。"血"，气血；"海"，百川之汇。该穴为足太阴脉气所发，气血归聚之海，故名。本穴是脾经发出脉气、聚集脾血的地方，犹如汇聚百川的海洋，可以有效地促进血液循环。因此，经常刺激该穴位，有利于改善痰湿内阻引起的高血糖或糖尿病。另外，经常按摩血海穴，可使大腿肌肉结实，消除腿部水肿，从而积极应对高血糖或糖尿病引起的贫血、腿麻、四肢无力、全身乏力、膝盖疼痛等不适。小小的血海穴，有着大大的作用，其按摩手法也比较多元化。血海一穴，既可以直接用手按揉，也可以用刮痧板的尖端点按，甚至用木棒敲打，对促进血液运行、改善微循环、调节新陈代谢、提高机体正常活动功能均有效。

【定位取穴】在股前区，髌底内侧端上2寸，股内侧肌隆起处。侧坐屈膝90°，用左手掌心对准右髌骨中央，手掌伏于膝盖上，拇指与其他4指约成45°，拇指尖所指处。

【穴位配伍】

◎搭配脾俞穴，可有效改善高血糖引起的面色苍白、神疲倦怠等不适。

◎搭配足三里穴，有利于益气养血，积极改善高血糖引起的饮食不下、胃部不适等。

◎搭配三阴交穴，可滋阴清热，有利于辅助治疗高血糖引起的眩晕、失眠、身热等不适。

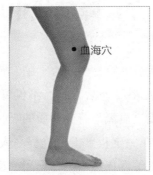
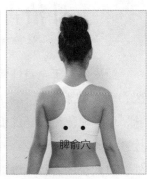

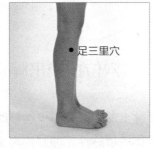
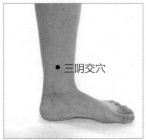

其他穴位按摩来降糖

【定位取穴】

四白穴：在面部，瞳孔直下，眶下孔处。端坐，直视前方，瞳孔直下，在眶下孔凹陷处。

大横穴：在腹部，肚脐旁开4寸。仰卧，先找到肚脐，再于前正中线旁开4寸处。

关元穴：在腹部，肚脐下方3寸处。仰卧，在耻骨联合上缘的中点和肚脐连线上，由下至上的2/5处。

中脘穴：在上腹部，肚脐上4寸。仰卧，在神阙穴与胸剑结合点连线的中点处。

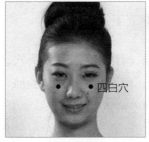
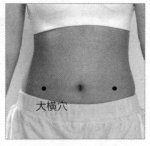

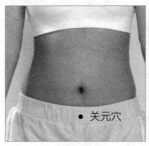
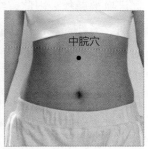

足三里穴：在小腿外侧，犊鼻下3寸。端坐后屈膝，取犊鼻，在犊鼻向下4横指处。

脾俞穴：在背部，第11胸椎棘突下，后正中线旁开1.5寸处。端坐，在第11胸椎引一垂线，再从肩胛骨内侧缘引一垂线，两条垂线之间距离的中点处。

中极穴：在下腹部，前正中线上，在脐中下4寸。仰卧位，将耻骨联合上缘的中点和肚脐连线5等分，由下向上1/5处，按压有酸胀感。

神阙穴：即肚脐处。

【按摩步骤】

1.仰卧，用手掌掌根由胸骨下至中极穴推擦按摩2分钟，力度要适中。

2.双手手指交叉，手掌掌根朝下分别按在双侧的大横穴上，双手小指按压在关元穴处，双手拇指按压在中脘穴处，按压时间为5分钟。找好位置后，双手同时向下按压。

3.按摩者用拇指按压并揉搓被按摩者的脾俞穴，力度稍重，以按摩者稍感酸胀即可。

4.手持按摩槌由轻渐重地敲击足三里穴，至局部产生酸胀感即可。

5.食指指腹按揉四白穴，顺时针、逆时针方向分别按揉1分钟左右。

6.先用掌根从一侧侧腰推擦至另一侧侧腰，然后用五指指腹勾擦回原处，反复操作2分钟左右，用力稍重些。

7.被按摩者取俯卧位，按摩者用双手小鱼际沿脊柱两旁自上而下擦揉，反复5次，直至被按摩者感到温热。

8.被按摩者取仰卧位，按摩者用整个掌心轻轻地按揉其神阙穴，反复操作5分钟左右，直至腹部感觉温热。

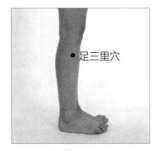

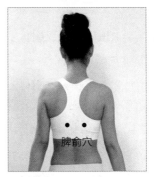

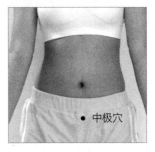

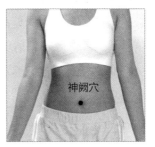

反射区按摩来降糖

中医认为，按摩是一种操作简便又疗效显著的中医疗法。按摩，哪怕只是足部或手部反射区的按摩，在一定程度上同样可以促进胰岛素分泌，帮助血糖快速降低。

胰腺反射区，燥化脾湿降血糖

1.顶压胰腺反射区：采用单手食指扣拳法用力顶压胰腺反射区2~5分钟，至局部感觉酸痛为宜。

2.推压胰腺反射区：采用拇指指腹推压胰腺反射区3分钟左右，以局部感觉酸痛为宜。

足底的胰腺反射区是一个重要的反射区，与胰腺功能密切相关。首先，从解剖学角度看，胰腺在胃部之后，横贴在腹部后壁上，与第一、第二腰椎齐平，包含着内分泌腺体与外分泌腺体。其中，内分泌腺体主要负责分泌胰岛素，从而降低血糖；外分泌腺体主要负责分泌胰液，帮助消化。胰腺内分泌系统一旦发生病变，就会出现口渴、尿多、视力下降、性功能减弱等问题；胰腺外分泌系统若是出现问题，就会产生食欲不振、消化不良等病症。也就是说，平日里多按摩按摩足底的胰腺反射区，可以帮助调节内、外分泌系统功能，发挥治病功效。

按摩时，若是产生气泡感，极有可能是胰腺出现了轻微病变；若是产生小颗粒感，则多半是血糖偏高了；若是有包块感，则多半就是高血糖或糖尿病的危险信号了；反射区若是出现塌陷感，基本就是糖尿病史比较长的表现。

血糖一旦过高，按摩5~10天，出现硬块的话，则表示气血开始慢慢充盈，病情在慢慢好转，若继续按摩一段时间，包块就会逐渐散去，病情得到控制。

【定位取穴】位于双足底第1跖骨体中下段，在胃反射区与十二指肠反射区之间。

【穴位配伍】

◎搭配肾反射区（足底中央"人"字形交叉偏下的凹陷处），补肾健脾，有利于降低血糖，同时改善脾肾两虚引起的双腿水肿、全身乏力等问题。

◎搭配按摩小腿内侧脚踝与膝盖1/2处，有利于改善烦渴、想喝水等不适。

◎搭配敲打胰腺，有利于调节内分泌，改善吃得多、尿得多、身体消瘦等问题。

👥 其他反射区按摩来降糖

【定位取穴】

◎肾反射区：位于双脚脚掌第2跖骨下端与第3跖骨下端的关节处，足底中央"人"字形交叉偏下的凹陷处。

◎肾上腺反射区：位于足底中央部"人"字形交叉点凹陷处。

◎十二指肠反射区：位于第一跖骨的基底部。

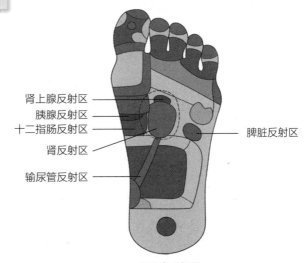

左足底反射区

◎输尿管反射区：位于足底肾反射区至膀胱反射区连成的斜线型条状区域。

◎脾脏反射区：位于左足底心脏反射区域下方1厘米处。

【按摩步骤】

1.按压肾上腺反射区：用拇指交替按压该区域10～15次，双脚交替按摩。这一区域刺激可以通过其分泌的糖皮质激素以维持体内糖代谢正常进行，保持血糖浓度相对稳定。

2.按摩肾反射区：用拇指交替按压该区域10~15次，双脚交替按摩。

3.按摩输尿管反射区：用拇指平推，在输尿管反射区来回平推30~50次，双脚交替按摩。

4.按摩十二指肠反射区：用拇指交替按压该区域50~100次，双脚交替按摩。这一反射区的刺激可以滋阴降火，调节内分泌失调，令消渴症得以消退。

5.按摩脾脏反射区：用拇指指腹推揉脾脏反射区，来回反复进行50~80次。这一反射区的刺激，有利于改善血糖高问题，同时预防心脑血管疾病的发生。

药物贴敷来降糖

1.玉竹甘草贴：石斛、乌梅、北沙参、玉竹、甘草、白芍各9克，肉桂5克。将上述药物混合，研磨成细碎末，取适量药末，倒入醋调和成糊状。

2.玉竹枸杞贴：玉竹30克，枸杞子20克。将玉竹与枸杞子洗净，加入适量清水，大火煮沸后改用小火煎煮20分钟左右，加入面粉调成糊状。

玉竹，顾名思义，玉做的竹子。现实生活中，就有将玉与竹子搭配在一起的美饰，而且为多数人喜爱。竹子在大家心中绝非自然之物，而是超凡脱俗的移情之物，是节气的象征，是做人的准则。然而，上述方子中的玉竹是一味货真价实的草本植物，最早在汉朝的《神农本草经》被称为"女萎"，实乃上品。之后在《本草经集注》中又将其称为"玉竹"，正所谓"茎干强直，似竹箭杆，有节"。

从现代医学角度看，玉竹的保健功能很强大，临床上也经常用玉竹来辅助治疗糖尿病。玉竹所含的铃兰苷、山奈酚、槲皮醇苷等生物活性物质，能有效消除机体对胰岛素的抵抗，平衡胰腺功能，恢复胰腺细胞，增强胰岛素的敏感性，对血糖起到双向调节作用，也就是如果血糖高可降低血糖，如果血糖低则可升高血糖。

从中医角度看，玉竹性平，味甘，归肺、胃经，具有润燥、生津、止渴、除烦等作用，对燥伤胃阴所致的口干舌燥、食欲不振、消渴等症有一定的辅助疗效，适用于糖尿病伴肺虚干咳、皮肤干燥等不适。玉竹还具有延缓衰老、延长寿命、加强心肌收缩力、提高抗缺氧的能力、抗心肌缺血等功效，对于糖尿病引起的冠心病、心绞痛等不适有显著疗效，尤其适用于心气两虚型糖尿病患者。

【选取穴位】神阙穴（位于脐窝正中，即肚脐）。

【操作指南】直接敷于神阙穴之上，盖上纱布，用热水袋熨之。5分钟左右取下热水袋，6~10小时后取下药物即可。

【用法提醒】每隔3日治疗1次，10次为1个疗程。

【搭配治疗】加贴足三里穴（取坐位，屈膝，先

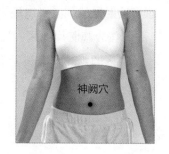

神阙穴

找到犊鼻穴，再从犊鼻穴向下量3寸），效果更佳。

👤 其他药物贴敷来降压

【定位取穴】

1.足三里穴：取坐位，屈膝，先找到犊鼻穴，再从犊鼻穴向下量3寸。

2.三阴交穴：侧坐垂足，先找到内踝尖直上3寸处，再找到胫骨内侧面后缘。

3.阴陵泉穴：取坐位，屈膝，在膝部内侧，找到胫骨内侧髁后下方，再找到与胫骨粗隆下缘齐平的地方。

4.肺俞穴：取坐位，先找到颈背交界处椎骨的最高点，再向下数3个椎骨，做一垂线，然后从肩胛骨内侧缘引一垂线，找到两条垂线之间距离的中点处即是。

5.涌泉穴：取坐位，卷足，先找到足底掌心前面正中凹陷处的前方，然后找到脚底肌肉的"人"字纹路，再找到"人"字纹的交叉部位即是。

【贴敷方子】

1.荞麦面糊贴：桑寄生、桑叶各10克，荞麦面适量。将以上药材混合，一起研磨成细粉末，装入瓶中备用。治疗时取适量药末，加入温开水调和成药饼，在锅内蒸熟，然后直接贴敷于阴陵泉穴之上，上面覆盖纱布，用胶布固定即可。每日换药1次，10~15日为1个疗程。加贴足三里穴、三阴交穴，降糖、清热、解毒的效果更佳。

2.萝卜莲藕花粉贴：生萝卜、鲜藕各适量，天花粉30克。将天花粉研磨成细粉末，生萝卜、鲜藕捣烂成汁，倒入天花粉末调成糊状。将药糊直接贴敷于神阙穴之上，外用塑料薄膜覆盖，并用胶布固定即可。每日换药1次。有利于改善糖尿病患者的烦渴多饮、

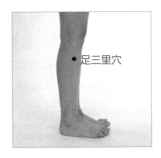

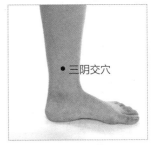

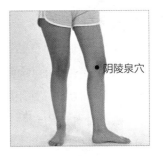

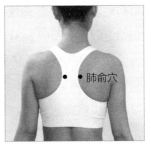

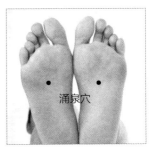

口干舌燥、尿频、尿量多等不适。

3.玄参大黄贴：玄参、麦冬、生地黄、大黄、芒硝各10克，蜂蜜适量。将前5味药材一起研磨成细粉末，取适量药末，加入蜂蜜调和成糊状，直接敷于涌泉穴处，用纱布覆盖，并用胶布固定即可。每日换药1次。可有效控制血糖，积极改善糖尿病引起的口干多饮等不适。

4.黄芪地黄花粉贴：黄芪30克，黄精、太子参各15克，生地黄20克，荔枝核、天花粉、山药各60克。将前5味药材一起研磨成细粉末，后2味药材加水煎煮滤取浓汁。将药汁与药粉混合调成糊状，取适量药糊直接贴敷于肺俞穴，并用胶布固定即可。每隔2~3日换药1次。该方有利于改善糖尿病引起的尿频、尿量多、口干多饮等不适。

5.石膏知母贴：石膏5克，知母2克，生地黄、玄参各0.6克，炙甘草1克，天花粉0.2克，黄连0.3克，粳米少许。将上述药物一起研磨成粉末，取药末250毫克，加入盐酸二甲双胍40毫克，混合均匀，填入神阙穴内，盖上纱布，用胶布固定即可。每隔5日换药1次。

6.石膏知母甘草贴：石膏、知母、甘草、人参各10克，大米适量。将大米加水煎煮取汁；将前4味药材一起研磨成细粉末，加入米汤调成糊状，直接敷神阙穴，用纱布覆盖，并用胶布固定即可。每日换药1次。

7.石膏黄连山药贴：石膏30克，黄连、麦冬、芒硝各10克，天花粉、山药各60克。将前4味药材一起研磨成细粉末，后2味药材加水煎煮，滤取浓汁。将药汁与药粉混合在一起调成糊状。治疗时，取适量药糊直接敷于神阙穴之上，并用胶布固定即可。每隔2~3日换药1次。

8.猪胰肚脐贴：猪胰适量，人乳少许。将猪胰低温烘干，研磨成碎末。然后取6克猪胰末，加入人乳调和均匀，直接敷于神阙穴，并用纱布覆盖，用胶布固定，再用热水袋熨之，30分钟后取下热水袋。每日换药1次。

9.吴茱萸半夏贴：吴茱萸30克，半夏15克，熟大黄10克，生姜20克，葱白（带须）7根。将所有药物一起研磨成粗末，放入铁锅内，加醋炒热，用纱布包裹，然后趁热放在神阙穴上熨之。冷却之后再炒热再熨。每次治疗30分钟左右，每日3~5次即可。

药浴也降糖

中药浴足或泡澡，有利于疏通阻塞的血管，避免或缓解糖尿病引发的症状。糖尿病患者足部可能出现神经病变，末梢神经不能正常感知外界温度，因此更容易被烫伤，所以在采用足浴或药浴方法来辅助治疗高血糖或糖尿病时，一定要注意水温不可过烫。

葛根磨成粉，降糖更方便

1.葛根豆草药浴方：白扁豆100克，葛根粉50克，车前草150克，加水适量，共煎煮20分钟，然后将药液倒入盆内，待药液转温时，倒入温水，用来浸泡双足。

2.葛根白酒足浴方：葛根15克，白酒15毫升。将葛根研成粉末，加适量水与白酒煎煮片刻，然后待温热时足浴即可。每天1次，每次30分钟。

葛根性凉，味甘、辛，归胃、肺经，具有清热、降火、排毒等功效，有利于发汗、解表、退热、生津、止渴等，尤其善于辅助治疗糖尿病引起的口渴、消渴之症。早在汉代张仲景的《伤寒论》就有"葛根汤"这一著名方剂，至今仍被用于解表发汗、生津止渴，对于糖尿病引起的烦渴之症也大有好处。《本草经疏》也有记载，"葛根，解散阳明温病热邪主要药也，故主消渴，身大热，热壅胸膈作呕吐。发散而升，风药之性也，故主诸痹。"很明显，葛根也是糖尿病患者必备的中药材之一。

从西医角度看，葛根营养丰富，含有12%的黄酮类物质，比如葛根素、大豆黄酮苷、花生素，还有大量的蛋白质、氨基酸以及铁、钙、铜、硒等矿物质等，可有效地促进血糖恢复正常，并能改善烦热消渴、高血压、发热、头痛、伤寒等不适。另外，葛根的有效成分能在一定程度上增加冠状血管的血流量，预防微血管发生病变，并能积极改善糖尿病患者已经发生的微血管病变，比如周围神经受损、视网膜病变等。

紧急警示牌

葛根性凉，糖尿病兼胃寒者最好慎用上述方子泡脚。

1.魔芋粉足浴汤：魔芋粉20克，生姜汁少许。将魔芋粉倒入热水盆内，搅匀，再倒入生姜汁，待水温适中时再行足浴，30分钟左右即可。每日足浴1次，临睡前进行效果最佳。该方有利于释放压力、缓解疲劳，并在一定程度上镇静神经、控制血糖。

2.苦荞茶泡澡法：苦荞茶20克，绿茶适量。将苦荞茶入锅，倒入适量清水，大火煮沸后改用小火煎煮20分钟左右即可。将绿茶撒入大盆内，然后倒入苦荞茶水，并倒入适量温水，待水温适宜即可泡澡。每日1次，每次泡澡20分钟左右即可。该法有利于清火、解毒、消炎，并能够在一定程度上控制餐后血糖的上升。

3.桂枝丹参水：桂枝、制附片、丹参、忍冬藤各50克，生黄芪60克，乳香、没药各20克。将以上7药加适量清水，煎煮30分钟，去渣留汁，与4000毫升开水一起倒入盆中，先熏蒸，待温度适宜后泡澡。每日1次，每次40分钟，30天为1个疗程。此方可温阳通络、活血化瘀、发表散寒、止痛生肌，适用于糖尿病出现趾端坏死症状者。

4.柿树红花水：柿树叶1大把，红花1小把。将以上2药加清水适量，煎煮30分钟后去渣留汁，待温度适宜后浴足，每次20分钟。此方对糖尿病多尿、多饮、多食、乏力、消瘦、肢体末端麻木及疼痛等症状均有效。

5.天花粉山药方：天花粉10克，生山药30克。将以上2药洗净，用清水浸泡20分钟，加水2000毫升煎汤，煮沸20分钟后去渣取汁，待温后倒入适量温水，泡澡。每天早晚各1次，每次30分钟，30天为1个疗程。此方能利水治消渴，适用于糖尿病口干症者。

6.桔梗枇杷叶足浴汤：丹皮10克，枇杷叶30克，桔梗5克。将以上3药加2000毫升水大火煎煮30分钟，煎好后去渣取汁，倒入足浴器中，待温度适宜后泡脚。每日1次，每次20分钟，每日换1剂药，10日为1个疗程。此方可滋阴润肺、降低血糖，适用于高血糖兼肺虚者。

7.七味理气泡脚方：灯心草50克（剪片），夜交藤30克，浮小麦、丹参、广木香各10克，艾叶6克，生黄芪20克。将以上7药加水3000毫升浸泡30分钟，后大火煮沸后小火煎煮30分钟，去渣取汁倒入足浴器中，待温度适宜后进行足浴。每日1次，每次30~40分钟。此方可增强免疫力，有扩张血管、强心、降血压、降血糖、促进细胞生成等作用。

简单小运动，随时降血糖

运动能帮助全身肌肉及组织充分利用葡萄糖，发挥良好的降糖功效。运动还能改善心肺功能，加速体内脂肪代谢，促进血液循环，维持心血管健康。当然，运动还能使人心情变好，帮助患者更好地战胜疾病。那么，高血糖患者在运动过程应该注意些什么呢？

1.运动前先做身体检查：为了更科学地控制血糖，运动前最好先去做详细的身体检查。高血糖伴有心肌梗死、肾不适、眼不适等症状时，最好在医生指导下科学运动，以免加重病情，导致血糖紊乱波动。

2.掌握好运动时机：运动时间最好选择饭后1小时，这段时间最有利于糖分的吸收，此时运动能加速糖的分解与代谢，有效控制餐后血糖。不仅如此，高血糖患者一定不要选择清晨空腹运动，因为容易引发低血糖，对身体不利。

3.控制好运动量与运动时间：高强度的运动不适合高血糖患者进行，容易引起血糖大幅度波动，引起身体不适，加重病情。一般运动时间不宜超过30分钟，还得保证运动20分钟以上时间。若是运动时间太短，达不到降糖功效；时间过长，容易引发低血糖。

高血糖患者适宜做的运动

高血糖患者不宜选择高强度的运动，应该选择低强度的有氧运动，比如散步、慢跑、踢毽子、爬山、跳舞、做伸展操等，有效控制血糖的同时，达到降低血糖、保证身体健康的目的。

踢踢毽子，加速血糖代谢

高血糖患者的体质一般都比较虚弱，不适宜做剧烈运动，踢毽子在运动量上正好合适，能够带动全身运动起来，还能促进血液循环，加快新陈代谢，同时帮助血糖快速代谢，从而稳定或降低血糖。踢毽子运动还能释放压力，保护高血糖患者的身心健康。

◎踢毽子前先做10分钟左右的热身活动，以免拉伤肌肉与韧带，或者给踝关节、腰部造成损伤。

◎踢毽子属于一项技巧性运动，需要掌握一定的运动技巧，切不可盲目进行，以免崴到脚或扭到腰，甚至发生骨折危险。

◎踢毽子时要量力而行，每次运动后感觉身心舒适即可。并发高血压、冠心病的高血糖患者最好不要踢毽子，建议以散步来代替。

适度爬山，促进葡萄糖吸收

对于高血糖患者来说，天气晴朗之时外出爬爬山，有利于提高身体免疫力，减少各种并发症的发生；还能消耗体内多余的热量与脂肪，帮助减轻体重，稳定血糖；促进骨骼与肌肉对葡萄糖的吸收与代谢，降低血糖；增强腰部与腿部的力量，提高心肺功能，有效防治心脑血管疾病的发生。

◎根据自身状况灵活把握运动时间与运动强度，不用每次都爬到山顶。

◎不能空腹爬山，因为容易引发低血糖哦！当然，也不能吃得太饱，以免给爬山带来负担。

◎爬山时要及时补充水分，当然不能一次性喝太多，少喝多次，有利于调节血糖与血脂水平，减轻疲劳，恢复体力。

◎高血糖并发心脏病、心绞痛、心肌梗死等病症时，最好不要爬山。脚踝、膝盖容易受到损伤者最好也不要爬山。

翩翩起舞，减轻胰腺负担

打开音乐，翩翩起舞，全身舞动起来，不仅锻炼了腿部肌肉，还能消耗热量，减轻胰腺负担，增强血糖的调节功能，保持血糖的平衡与稳定。跳舞也能帮助患者放松身心，消除疲劳不适，稳定情绪、振奋精神，保证高血糖患者的身体健康。

◎跳舞前一定要做热身运动，比如简单的拉伸运动，有效防止运动损伤。

◎跳舞前30分钟最好不要吃太多东西，以免影响血糖稳定，导致胃部不适，直接影响人在跳舞时的心情。

◎跳舞时若是出汗太多，要及时补充水分，但不能一次喝太多，每次控制在150毫升以内，饮水间隔时间也得保持在15分钟左右。

◎跳舞后不宜立即吹空调、洗澡或进食，以免造成身体不适，加重高血糖病情。

有利于降低血糖的小动作

生命在于运动，规律运动对健康有益，哪怕是简单的弯腰、舒展动作，如果能长期坚持，对糖尿病患者来说都是有好处的。专家指出，但凡对肺经、肾经、脾经等经络有调理作用的小动作，不仅可以疏通脉络，还可以增强体质，提高身体免疫力，对局部器官有调理功效，甚至对内分泌、代谢等问题都有帮助，故在一定程度上也将有利于调节或降低血糖，积极地控制糖尿病及并发症不适。

半蹲运动，消耗葡萄糖

【动起来】双脚分开与肩同宽，屈膝下蹲，大腿与地面保持平行，膝盖不得超过脚尖，仿佛自己正坐在一把椅子上，坚持5秒钟左右，放松。

【注意啦】反复练习20次左右。若是觉得有点吃力，不妨靠着墙，甚至在后背与墙之间放一个球，可帮你更好地做好半蹲动作。

【大功效】该动作看似简单，但做起来还是非常消耗体力，不仅能够锻炼腿部肌肉，还能消耗掉腿部多余的脂肪，更能促进体内葡萄糖的消耗，从而积极控制人体血糖。

单腿下蹲，吸收血糖

【动起来】站立，双腿分开与肩宽，双臂向前伸直，右腿向后退一步，屈膝，重心放在左脚上，左侧大腿与地面保持平行，左脚跟用力，右腿下屈，身体自然向下蹲。

【注意啦】反复下蹲10~15次，然后再换另一条腿下蹲，交替进行，每天进行15分钟左右的练习。

【大功效】该动作有利于锻炼腿部肌肉，同时紧实臀部，从而促进肌肉对血糖的吸收，有效控制血糖。

燕子起飞，调节血糖

【动起来】仰卧于床上或地上，双臂侧平举，也就是向两侧伸直，双腿并拢且伸直，头部、胸部及四肢同时向上抬起，保持5~10分钟即可。

【大功效】这个动作完全就是在模仿燕子起飞的形态，有利于锻炼腰背部肌肉与韧带，帮助骨骼强壮起来，并进一步减轻胰岛素抵抗，调节血糖水平。

高血糖患者不宜运动的典型情况

运动能降糖或控糖，但并不是人人都适宜运动，也不是任何情况都可以运动，也并非所有运动都适宜高血糖患者。以下10种情况高血糖患者应该尽量避免或减少运动量。

1.血糖控制较差时。这时若是强行进行过度运动，极有可能引起血糖急速上升，甚至引发酮症酸中毒。

2.出现大血管并发症时。这时必须严格选择运动方式，掌握运动量，避免血压升高或者出现更严重的并发症，比如脑血管破裂、心肌梗死等。

3.出现比较严重的眼底疾病时。视网膜微血管一旦出现异常，通透性变好，过量运动或勉强运动，只会加重眼底不适，甚至使得较大血管发生破裂而出血，严重影响患者视力。

4.出现较严重的肾脏并发症时。过量运动会使肾脏的血液流量明显增加，尿蛋白的排出量也会增加，加重肾病不适。

5.并发急性感染、活动性肺结核患者，以及合并严重的心肾并发症等患者，最好不要进行运动，尤其不能过量运动。

6.重症糖尿病患者，若是早起注射胰岛素，最好不要进行体育锻炼，以免引发酮症酸中毒。

7.进行胰岛素注射治疗的糖尿病患者，在胰岛素正在发挥强大作用的时候，最好不要进行运动，以免出现低血糖反应。

8.注射胰岛素之后或吃饭之前，最好不要轻易进行运动，以免造成低血糖。

9.妊娠期间或者出现呕吐、腹泻以及有低血糖倾向时，最好不要参加体育锻炼，以免加重不适。

10.1型糖尿病患者，血糖控制得不是很好，比如血糖稍有点高；胰岛素用量太大，病情波动太大，均不宜进行体育锻炼。

高能情报站： 糖尿病患者到底是卧床还是运动呢？

当然，没有特殊情况，一般不建议糖尿病患者卧床休息，还是得坚持一定量的运动，哪怕是简单小动作进行局部锻炼也是不错的，关键还是得控制运动量与运动强度，运动方式也得谨慎选择。

生活细节多注意，血糖好控制

俗话说得好"是病三分治、七分养"，糖尿病患者也应如此。日常生活中，糖尿病患者除了按时服用药物积极治疗之外，还应该调整好个人作息时间，出行多加小心，多稳定个人情绪，适度减肥，保养好自己的双眼与双足，更要谨防腹泻与感冒等不适。

睡眠规律，血糖稳定

众所周知，熬夜对身体伤害大，尤其是对高血糖患者，睡眠不好的话极易使血糖升高。当然，也有一些人并不是不想好好睡觉，而是失眠导致难以入睡。不论是熬夜还是失眠，都会在一定程度上增加人体皮质醇和肾上腺素的活跃度，从而影响体内糖的正常吸收与代谢，进一步引起血糖波动。专家认为，失眠越严重或熬夜时间越长者，血糖水平往往越高。

一般来说，糖尿病患者最好能在晚上11点入睡，每天要保证至少7个小时的睡眠，以便更好地控制血糖。为了帮助高血糖患者更好地防治失眠，可以使用下述小妙招。

◎睡前1小时不要锻炼身体，以免体温升高而影响睡眠。

◎临睡前最好能够洗个热水澡、读读书或者听听舒缓的音乐，哪怕做做深呼吸，也能够帮助放松身心。

◎选择一个舒适的环境，被子要轻柔保暖一些，睡衣也最好舒适一些。

◎就寝环境也可以适时营造好。比如将薰衣草、甘菊精油滴入装有水的空香水瓶内，喷洒在床的四周，可有效促进入睡。

值得一提的是，睡懒觉对身体也是有害的。经常睡懒觉的话，血糖容易发生大幅度的波动，加重病情。早上一般血糖会比较容易升高，此时身体急需降糖药物来平衡血糖，若是睡懒觉未能按时服药，则容易使血糖上升，增加心血管、肾脏并发症的发生。若是长期服用胰岛素的患者，一旦睡懒觉来不及吃早饭，容易引发低血糖，进而导致意外的发生。

可见，糖尿病或高血糖患者最好改掉睡懒觉的坏习惯，规律作息，不熬夜，不晚睡等。每天早晨起床后及时测量血糖，血糖过高则服药，血糖偏低则及时吃早饭。

少泡温泉，减少并发症

温泉水温较高，容易使血管急速扩张，导致大量出汗，这时人们容易脱水，血糖也会逐渐升高，无疑会加重糖尿病或高血糖病情。本来血糖偏高者皮肤都比较敏感，接触了温度较高的水，皮肤很容易受到损伤。所以，高血糖或糖尿病患者最好少泡温泉，即便血糖控制住了，泡温泉时水温也不能太高，最好不要超过40℃，泡的时间也不要太久，每隔15分钟记得起来休息一下。泡完温泉尽快冲洗干净全身并擦干，还得及时地喝水补充水分。

减肥适度，血糖不升

临床上，不少高血糖患者体重都超标，稍微控制一下体重，适当减去多余的体重，有助于控制血糖，稳定病情。专家指出，体重每减轻3千克，血糖就有明显下降的痕迹。可见，为了控制血糖，患者最好能将自己的体重控制在标准范围内。肥胖型高血糖患者应该在医生的专业指导下合理减肥，切不可过度盲目减肥。若是过度节食、过度运动、盲目服用减肥药，容易打破体内脂肪的合理分布，给身体带来一些负面影响，比如营养不良、失眠、乏力、低血压、贫血等，就连机体免疫力都会下降。

◎运动有助于分解脂肪，提高胰岛素的敏感度，但运动不可过度。强度太大的有氧运动，脂肪不但不能被利用，还会产生一些不完全氧化的酸性物质，这些物质反而会因为代谢合成脂肪，不但不能达到减肥目的，反而会变得更胖。

◎适当少吃点有助于减肥，但过度节食对身体健康是极其不利的，甚至会影响血糖的控制。举个例子，为了减肥，每天只吃水果、只喝粥，长此以往，胃部健康受损，营养还跟不上，血糖更容易上升。

◎减肥药不能随便乱吃。减肥药给身体带来的负面影响很大，切不可滥用乱用。尤其是体质较差的高血糖患者，更应该注意，即便要减肥也得遵医嘱。

情绪稳定，血糖不高

紧张、焦虑、恐惧、悲伤、郁闷……人体一旦产生不良情绪，交感神经就会直接作用于胰岛B细胞，抑制胰岛素的正常分泌。而且，交感神经会直接作用于肾上腺髓质，增加肾上腺素的分泌，间接抑制胰岛素的释放，进而导致血糖只升不降。

高血糖治疗是一个漫长、持续性的过程，很多患者在治疗过程中容易出现情绪低落、紧张抑郁等不良情绪，若是不能及时地疏导或排解这些不良情绪，控制血糖的难度将会增大。所以，高血糖患者有必要时刻保持平和、乐观的心态，使情绪稳定下来，积极地面对生活中的痛苦与挫折。

◎多做自己喜欢做的事：做自己感兴趣的事情能够帮助高血糖患者热爱生活，培养积极乐观的生活态度，有利于帮助患者远离对疾病的紧张与焦虑感。有利于排解不良情绪的事情很多，比如摄影、下棋、弹琴、唱歌、听音乐、绘画、养花、养鱼等。

◎多和朋友聊聊天：生病时不宜将痛苦、烦恼都埋藏在心里，而应该经常与朋友聊聊天，向乐观的朋友或亲人说说自己的苦恼、烦恼，得到朋友的安慰、劝告、开导等，有助于逐渐稳定情绪，积极地面对疾病。

◎学会知足常乐：满足于现有的，然后竭尽所能追求更好的，让自己学会知足常乐，不让不良情绪靠近。

服药期间开车需谨慎

高血糖患者往往会有或轻或重的眼疾，甚至会伴有轻微的肢体麻木症状，所以开车出门需要格外谨慎。开车时往往不能按时吃饭，降糖药一旦发生作用，很容易使患者出现头晕、乏力等不适症状，这些都会给开车带来安全隐患。

专家认为，轻微的高血糖并不会影响开车，一旦血糖太高，情绪也不是很稳定的时候，尽量还是不要自己开车。所以经常开车的高血糖患者最好能够在开车前确认一下血糖值，并在车内备好小零食，随时充饥。开车过程中稍有不适，就得稍事休息。

谨防腹泻

腹泻，对于一般人来说，不过就是一件小事，但对高血糖患者而言，若是处理不当，不仅会引起血糖波动，还会导致意外的发生。腹泻不止，容易引起应激性高血糖，腹泻之后，血糖就会急速下降，这时若不能正确服用降糖药，很容易发生危险。另外，腹泻也是高血糖的一个隐蔽症状，故不能随便服用止泻药，而应该在医生的专业指导下合理调整自己的降糖药物，或者适当服用止泻药。当然，为了避免腹泻时血糖过低，腹泻时最好及时地补充水分。

重视眼睛的护理

糖代谢紊乱，视网膜微血管系统容易受损，一些病理症状就会接踵而至。虽然大部分高血糖患者早期不会出现视力问题，但是若病情得不到及时的控制而肆意恶化下去，视力就会开始下降，最终极有可能导致失明。所以，高血糖或糖尿病患者对眼睛的护理是相当重要的。

1.定期做眼检查：每年都应该做一次眼科检查，检查眼底、眼压、视力及视网膜的情况等。

2.多做眼保健操：双手在眼眶上、下、左、右等位置揉一揉眼部肌肉，有利于促进血液循环、缓解眼部疲劳，有效地保护视力。每天可做3~4次，每次揉按5分钟左右。

3.谨记用眼健康：用眼过度或者不正确用眼，往往会加重眼睛的负担，更容易使视力下降，严重的话，极有可能导致眼底出血、视网膜脱落等。可见，高血糖患者得极力避免不健康的用眼行为，比如在拥挤或行驶的车厢里看书或玩手机。健康用眼方式应该是视物或看书一段时间及时远眺或者看一看绿植，让眼睛放松休息一下。

4.避免细菌感染：避免手上的细菌感染眼部，降低眼部感染的可能。首先，手得保持清洁，最好不要用手揉眼；洗脸盆保持清洁，洗脸时尽量使用温水而不是生水。

视网膜病变或眼底出血的糖尿病患者还应该避免长时间看电视与看书，禁止做剧烈运动及潜水。

第 3 章

高脂血症的诊疗与调养

　　人体内脂肪代谢不正常，血浆内血脂水平超过了正常范围，往往会引发一系列病变，比如动脉粥样硬化、冠心病等。一般来说，已被确诊为高脂血症的患者应该定期检查，坚持低脂饮食，注重生活调理，进行合理的运动调节，维持血脂正常，甚至在一定程度上降低血脂与血压水平。当然，症状较重的高脂血症患者还是得使用药物治疗，中医也好，西医也罢，只有根据自身状况合理地选药、科学地配药、安全地服药，才能有效地控制血脂水平。

高脂血症的自我介绍

社会在不断地向前发展，人们对入口之物的要求也越来越高，天上飞的、水里游的、地上走的，无奇不有。饮食不规律、不科学，尤其是长期摄入过多的高糖、高脂肪食物，人体血脂特别容易升高，高脂血症便会如影随形。一般来说，体内脂肪代谢出现问题，血液内的脂质容易超出正常标准而发生疾病，也就是高脂血症。

血脂，储备起来的热量

血脂是血液中所有的脂质物质，即胆固醇、甘油三酯、磷脂与游离脂肪酸等的总称，广泛存在于人体中。脂类物质不仅是人体必需的主要能量来源，而且还参与细胞和组织的构成及功能的调节。

血脂的来源

人体内的血脂主要通过以下两条途径获得：内源性与外源性。

◎内源性血脂：指经人体自身分泌合成的一类血清脂类物质。多由肝脏细胞合成，再释放到血液中，为人体新陈代谢与生命活动提供能量。

◎外源性血脂：即来自于外界，不能由人体直接合成的血脂成分。这类血脂主要由人体吸收食物的营养而来，经由胃肠道的消化与吸收，形成脂质物质，然后进入血液中，成为血脂。

血脂水平的高低变化

以上两类血脂相互制约，此消彼长，共同维系着人体内的血脂平衡。具体来说，当人体吃进食物，摄入脂类物质时，肠道对脂肪的吸收量增加，血脂水平便会有所升高，这叫做外源性血脂水平升高。此时肝脏内的脂肪合成就会受到一定的限制，致使内源性血脂分泌量相对减少。反过来说，若是在饮食中减少对外源性脂肪的摄入，人体内的内源性脂肪的合成速度将会加快，这样就可以避免血脂水平过低。人体血脂水平就是这样维持在相对平衡、相对稳定的状态之中的。换句话说，如果人体长时间摄入高脂肪、高热量饮食，血脂平衡状态就会被打破，进而造成血脂升高，诱发高脂血症。

一过性血脂高不等于高脂血症

尽管血脂只占全身脂类的很少一部分，但血脂变化却可以基本反映出体内脂类代谢的状况。一旦食用了高脂肪之物，血浆中脂类含量就会大幅上升，当然这只是暂时的，一般会在3~6小时之后恢复正常。因此，检测血脂往往要在饭后12小时进行，以便真实可靠地反映出血脂水平。

换句话说，血脂高并不等于高脂血症，需要通过常规的血脂检查来准确判断，其中主要包括总胆固醇、低密度脂蛋白胆固醇、高密度脂蛋白胆固醇及甘油三酯等项目。一般来说，在正常饮食情况下，两个星期内表3-1有2次出现异常值，则多半就可以判断为高脂血症。

表3-1　血脂有无异常一览表

检查项目	正常数值（毫摩尔/升）	异常数值（毫摩尔/升）
总胆固醇	<5.20	>5.72
高密度脂蛋白胆固醇	>1.04	<0.91
低密度脂蛋白胆固醇	<3.12	>3.64
甘油三酯	<1.70	>1.70

高脂血症的产生原因

血液为生命存在运送营养，同时也是疾病的载体。高脂血症就是血液中脂肪含量过高，致使脂肪堆积在血管中，进而导致血管腔变窄、变细，血流滞缓，进而引发血管壁粥样硬化，血液黏稠度过高等。

血脂本属于人体重要的营养物质，但血脂一旦过高，人体健康就会受到损害。中医认为，导致血脂升高的因素有很多种，最主要还是人体摄入了太多膏脂，再加上人体运输、利用、排泄膏脂功能失常。具体来说，高脂血症产生的原因主要有以下几点。

◎饮食：若是吃了太多胆固醇与动物脂肪类食物，比如动物内脏、奶油、黄油等，极易导致高胆固醇血症。

◎遗传：家族中有人患有高脂血症者，尤其是患有高胆固醇血症者，可能会通过多种机制引起后代人出现高脂血症症状。

◎生活方式：长时间坐着，比如程序员、作家、编辑等工作者，还有喜欢吸烟、酗酒者，都特别容易引发血脂升高。研究表明：对于老年性血脂异常的情况，不少会发生在体力活动减少或长期吸烟时。

◎年龄：年龄越大，通常血脂含量也会呈现增长的趋势。年龄越大，肝肾功能渐衰，容易引发痰症，也会引发高脂血症。

◎性别：相关研究已经证实，男性在70岁之前，胆固醇呈现逐年增加的趋势；70岁之后又开始逐渐下降。女性则是在绝经之后，胆固醇的增加才开始变快，而且基本以低密度脂蛋白增高为主。

◎情绪失调：长期精神不畅、思虑过度等有损脾脏，脾运化功能失常；长期抑郁或经常发怒，肝脏功能失常，致使气机不畅，膏脂不能得到正常运化与输布，最终导致血脂升高。

◎长期水肿：长期水肿会损伤脾、肾两大脏器，脾虚而健运失常，肾虚而不能主液，最终导致膏脂代谢困难，进而使得血脂升高。

◎肝胆疾病：某些肝胆疾病，比如黄疸、胁痛等，均会导致气机疏泄出现问题，进而影响膏脂的运输与转化，导致血脂升高。

你对高脂血症的误会有多深

没有不适并不代表血脂一定正常。临床上，很多人在被告知患有高脂血症时，都会很惊讶地说："我没有什么感觉啊！"。其实，轻度的血脂异常或轻微的高脂血症很有可能没有任何不适，甚至有时病情比较严重时一些不适症状才会逐渐表现出来。不仅如此，很多朋友对高脂血症还存在不少误区，这对病情的控制及稳定也是极其不利的。

误区一：瘦人不会得高脂血症

高脂血症不是胖人的专利，有些瘦人，若是患有糖尿病，也是有可能出现高脂血症的。另外，有家族遗传的瘦人同样会出现脂代谢紊乱的问题，从而影响血液中总胆固醇或甘油三酯的含量。

虽然，高脂血症与肥胖不能一概而论，瘦人同样会出现高脂血症。但需要提醒大家的是，肥胖会大大增加高脂血症的发生概率，得高度重视！

误区二：很少吃肉与蛋之人，血脂不会升高

导致血脂异常的原因有很多，不仅仅是吃肉多或吃蛋多。血液中的胆固醇大多来自于肝脏的合成，肝脏的健康状况会在一定程度上影响血脂水平。也就是说，即使很少吃肉与蛋，也可能会因为吃饭太多、吃糖太多、不吃早餐等不良的饮食习惯，引发血脂异常，进而诱发高脂血症。

误区三：年轻人不会得高脂血症

血脂异常没有人群区分，也绝不是老年人的专利。一项最新的医学研究数据显示：6~18岁的儿童青少年血脂异常发病率高达10%。可见，血脂异常应从小注意，家长一定要督促孩子从小养成良好的生活习惯与饮食方式，同时控制体重，预防血脂异常甚至高脂血症的发生。

你被高脂血症拖累了吗

高脂血症的危害极大，它的并发症更是不容小觑。例如，脑卒中、冠心病、心肌梗死等与高血压、高血糖等紧密相连，所以务必要高度重视起来，积极地做好预防与调理工作。高血脂可引起动脉粥样硬化，进而引起一系列并发症。

高脂血症的并发症主要包括高血压、脂肪肝、肥胖症、胆结石、脑中风、冠心病、糖尿病、男性性功能障碍、老年性痴呆等。

高脂血症得确诊，用药需谨慎

了解血脂的基本情况，科学合理地控制血脂水平，需要进行专业的血脂检查。在确诊高脂血症的情况下，需使用药物进行治疗时，就得对降脂药物以及科学用药等常识进行初步了解。

出现这些情况立即就医

高血脂并非都会表现出典型症状，有些症状不仅不明显，反而容易被人忽视，这样往往不利于高血脂的早发现、早诊断、早治疗。那么，究竟有哪些症状容易被高脂血症患者忽视呢？

◎头昏脑胀：人体血液中的血脂过高，血流速度就会减慢，各个器官的供氧量相对也会降低。若大脑供氧量不足，就会出现头晕脑胀，甚至会引发心脏代偿性增加收缩，出现疲劳乏力不适。

◎腿抽筋：腿抽筋往往会被视为缺钙或着凉所致的小毛病，实则血液中血脂过高，身体内的胆固醇没有办法正常代谢，容易聚集在肌肉周围，引起肌肉收缩，导致抽筋；再者，血脂过高会引起动脉硬化，血流速度跟着变慢，血液循环不顺畅，容易使肌肉局部缺血，进而引发抽筋等不适。

◎间歇式腹痛：腹痛多半是饮食不当引起的常见毛病，但也会因为胰腺内堆积了过高的甘油三酯，使得胰腺开始分泌大量的游离脂肪酸，进而损伤了胰腺，导致急性胰腺炎。经常感觉腹痛，也有可能是因为血液中甘油三酯含量升高了。

◎角膜老年环：即在双眼的虹膜靠近巩膜边缘会出现一圈白色或灰白色的环，大约有1毫米宽，多发生于老年人群。这种疾病一般不影响视力，也不会影响生活，但多半是高血脂与动脉硬化的警示，有可能是因为体内的低密度脂蛋白或血清胆固醇过高引起的，需要及时到医院进行检查确诊。

◎听力下降：老年人听力下降有可能只是衰老的症状，但也有可能是血脂过高引起的。血脂过高，血液黏稠度增加，耳内动脉的血流速度减慢，内耳微循环灌流发生障碍，进而干扰内耳的听力。另外，血脂过高，血脂容易沉积在内耳，内耳中过氧化脂质增加，直接会导致细胞受损、血管萎缩，进而引发听力下降，甚至导致耳聋。

血脂检查前的注意事项

血脂检查是确认是否高血脂以及血脂控制情况的重要途径，为了确保检查结果的真实有效性，进行血脂检查前应该多加注意。

◎保持空腹12小时以上。一般人吃过饭之后血液中甘油三酯水平会急速上升，故为了避免血清脂质与脂蛋白的成分与水平发生改变，至少保持12小时空腹再进行血脂检查。

◎合理规划自身饮食。在进行检查前几天不可只吃蔬菜、水果，掩盖正常的血脂情况，容易使医生误诊，进而影响自身的身体健康。相反，在检查血脂前过多地食用高脂肪、高胆固醇食物，甚至饮酒，会使血脂在短时间内升高。可见，在检查血脂之前的几天内，最好保证正常、合理的饮食习惯。

◎保证适度运动。运动量过大或过猛，容易使血液中脂肪酶的活性大大增强，血脂就会在短时间内居高不下，这样反而会给血脂检查带来一定影响。专家认为，检查血脂前3天左右最好不要进行剧烈运动，老年人检查血脂当天不宜晨练。

◎避免服用一些干扰性药物。某些药物容易使血脂发生变化，比如某种冠心病药物会使血脂降低，富含维生素A与维生素D的药物容易使血清胆固醇升高，硝酸甘油与甘露醇则容易使甘油三酯升高。故做血脂检查前3天尽量不要吃上述药物。

◎避免某些疾病的影响。血脂水平容易受到生理与病理状况的影响，也就是说，如果在做血脂检查前发生了急性病、创伤、感染或处于月经期、妊娠期等，均会影响血脂的检查结果。所以，检查血脂的时间最好选择在身体无其他不适的时期。

找对医生，做对检查

要想判断血脂是否异常，需要到医院采血进行检查，可从手臂上抽取1~2毫升血液，再对各种脂蛋白中的胆固醇和甘油三酯的含量进行检查，然后计算出血液中的血脂浓度即可。

1. 询问病史及基本症状：了解患者的基本症状，有无家族遗传史等，综合判定患者究竟属于原发性还是继发性的高脂血症。

2. 体检检查：检查患者是否肥胖，有无周围神经炎或动脉粥样硬化性疾病，是否有糖尿病的体征。

3. 辅助检查：包括血脂测试及脂蛋白测试。根据测定结果，判断高脂血症究竟属于哪一类。

目前，我国高脂血症的诊断标准为：成年人空腹血清总胆固醇含量超过5.72毫摩尔/升，即为高脂血症。如果只是单纯地血胆固醇含量升高则为高胆固醇血症；如果只有甘油三酯升高则为高甘油三酯血症；如果血胆固醇与甘油三酯都升高了，则为混合型高脂血症。

需要特别提醒的是：高脂血症不能仅凭一次化验就能准确地判断出来，至少要进行两次不同时间的血脂化验，才能正确地得出结果，甚至可以决定是否需要服用降脂药物。

高脂血症人群如何安全用药

高脂血症患者唯有正确或安全用药才能发挥药物的最大疗效，也才能收到良好的治疗效果，且最大程度地降低药物的不良反应。

以非药物治疗为基础

血脂过高者最好一开始不要选择药物治疗，可以先调整饮食、改变生活方式、加强运动等来调节血脂水平。若血脂水平仍居高不下，则可在医生的指导下进行药物治疗。

掌握分级用药的方法

单纯性的血脂过高，则可选用药性缓和、剂量较小的药物；若伴有冠心病、动脉硬化等并发症，需要在降低血脂的基础上，进一步保护好心、脑、血管及肾等器官组织的功能。

联合用药需谨慎

联合用药虽然会使药效增强，但容易给肝肾造成更大的代谢负担，同时也增加了药物的不良反应。所以，建议患者先选择一种降脂药物来治疗，若病情比较严重或属于混合型高脂血症患者，再考虑联合用药。

严重肝功能异常或活动性肝病患者，慎用他啶类药物；肾功能障碍者禁用贝特类降脂药；严重心律失常者则要考虑使用普罗布考类降脂药。

确诊之后，对症选药

高脂血症病因多、类型复杂、血脂水平也各不相同，故患者最好能够根据自身情况，对症选药及用药。

ℛ 高胆固醇血症

【特征】体内胆固醇含量过高。

【科学用药】①轻、中度患者可选用剂量较小的他啶类药物：血脂康、弹性酶、泛硫乙胺、烟酸、非诺贝特、吉非贝齐等。②杂合子家族性或继发于肾病的高胆固醇血症患者，最好选用胆酸螯合剂、他啶类药物。③纯合子家族性胆固醇血症患者，可选用普罗布考类药物。

ℛ 高甘油三酯血症

【特征】血液中甘油三酯含量过高。

【科学用药】①一般患者使用非诺贝特、吉非贝齐、烟酸、益多酶、阿昔莫司、苯扎贝特或鱼油等。②继发于糖尿病的高甘油三酯血症患者，最好选用阿昔莫司、非诺贝特与苯扎贝特等。③伴有血凝倾向、不稳定心绞痛或曾植入冠状动脉支架者，则可在服用苯扎贝特、非诺贝特的同时服用抗凝血作用与降低纤维蛋白原的药物。

ℛ 混合型高脂血症

【特征】血液中胆固醇与甘油三酯含量均较高。

【科学用药】①若以胆固醇升高为主，可选用贝特类药物，比如非诺贝特与苯扎贝特。②若以甘油三酯升高为主，症状较轻者服用烟酸类药物，症状较严重者选用他啶类药物。

易引起血脂升高的药物

日常生活中，有不少药物（表3-2）会引起血脂升高，高脂血症患者一定要慎用！

表3-2　日常生活中易引起血脂升高的药物

药物名称	慎用理由
利尿药	◎长期服用氢氯噻嗪、氯噻酮等药物，容易导致血清胆固醇与甘油三酯水平升高 ◎长期服用呋塞米，会降低血液中高密度脂蛋白胆固醇水平 ◎利尿药还会分解脂肪、增加血液中游离脂肪酸，从而使血脂升高
ß受体阻断药	◎在服用此类药物2个月左右，一般容易使血清中甘油三酯的水平升高、高密度脂蛋白降低 ◎服用1年左右，会使低密度脂蛋白水平升高
苯妥英钠	连续口服该类药物3~6个月，血清胆固醇会升高
氯丙嗪	◎连续口服该类药物9周左右，血液中胆固醇与甘油三酯水平明显升高 ◎干扰血脂代谢，导致血脂异常

降低血脂也可使用中药及降脂配方

降低血脂不仅可以使用西药、中成药等，一些中药与食材简单的搭配，也能调配出特别实用、安全、可靠的降血脂方子，味道也还不错哦！

黄芪：分解脂肪——黄芪牛肉粥

丹参：抑制体内内源性胆固醇合成——丹参燕麦粥

蒲黄：降低外源性胆固醇的吸收——蒲黄玉竹蜜

黄精：降低胆固醇水平——黄精膳片

杜仲：降低血清胆固醇水平——杜仲鸭肉汤

绞股蓝：减少胆固醇合成——绞股蓝鸡肉粥

枸杞子：降低血清胆固醇——冬瓜枸杞粥

柴胡：降低胆固醇水平——柴胡莲子粥

灵芝：降低胆固醇水平——灵芝银耳羹

玉竹：降低胆固醇水平——玉竹老鸭煲

泽泻：促进胆固醇的排出——泽泻红豆汤

荷叶：降低胆固醇水平——莲藕荷叶豆粥

营养处方，高血脂被"吃掉"

　　饮食是人体血脂的重要影响因素之一，正常人吃过饭后血浆脂质与脂质蛋白在成分与含量上多少都会产生一定变化。若是摄入过多的脂类食物，人体血液无法彻底溶解脂类物质，会形成一些乳糜微粒，甘油三酯也会出现升高的迹象，人体血液中的血脂水平也很快升高，进而引发高脂血症。日常生活中，唯有控制饮食才能很好地控制血脂水平，从而有效预防或改善高脂血症。

合理饮食，稳定血脂

　　日常生活中，良好的饮食习惯、足够的营养摄入是必不可少的，有助于稳定血脂浓度，预防并辅助治疗高脂血症、动脉硬化等疾患。

饮食控制血脂的原则

　　防治高脂血症的原则就是要减少能量与脂肪的摄入、多做运动，时刻保证标准体重。

　　1.每日以谷类为膳食基础：随着人们生活水平的提高，人们对肉类的需求远远大于谷物类，这使得脂肪肝及其他疾患纷纷出现。为了预防这类疾患的出现，更好地控制血脂，日常生活中还是要多吃些谷物类食物，尤其是粗粮，那些脂肪过高的肉类还是少吃为妙。

　　2.每日不可或缺的蔬菜与水果：蔬菜与水果堪称"维生素之王"，而且富含矿物质、膳食纤维等，日常生活中不妨多吃些红、黄、深绿的蔬菜与水果。一般来说，可以在10:00或15:00适量吃些水果。不仅如此，每日正餐时也可以吃500克蔬菜和水果，保证营养均衡。

　　3.每日进食豆类及其制品：豆类及其制品中富含大豆卵磷脂，可以加速体内脂肪的新陈代谢，预防高脂血症与脂肪肝的发生。尤其需要注意的是，大豆卵磷脂可使人体无法吸收植物胆固醇，并阻止人体吸收动物胆固醇，更能保证体内的脂肪无法被氧化。虽然豆类及其制品好处颇多，但也不能无限制地摄入，每日以100克左右为宜。

4.动物性食物适量进食：动物性食物除了富含脂肪之外，还含有蛋白质、维生素、矿物质等，对人体健康也大有益处。所谓的动物性食物当然也包括鱼类，鱼类富含不饱和脂肪酸，有利于预防与辅助治疗一些慢性疾病。可见，每日根据具体需要进食50~100克瘦肉，每周吃2~3次深海鱼，有利于减少高脂血症的发生。

控制血脂的同时还得保证营养的均衡全面，所以每日餐桌上的食物还得丰富多样。人体每天所需要的营养素有40多种，每种食物所含有的营养素各不相同，只有保证了食物的多样性才能更好地稳定血脂。也就是说，平日里要多吃些谷类、豆类、肉类、鱼类、蔬菜及水果等，还得保证粗细合理搭配。

👤 根据季节变化来调整饮食结构

季节不同，人体的血脂水平不尽相同，高脂血症患者应该根据季节来合理调整饮食结构，时刻关注血浆中胆固醇与甘油三酯的数值变化。

◎春季：血浆中甘油三酯含量最高，故应少吃糖类与富含脂肪的食物，减少人体总热量，以免血脂升高而难以降低。

◎夏季：总胆固醇含量最低，日常生活中可以适量吃些鸡蛋与动物类食物，确保胆固醇含量维持在正常范围内，保证身体健康。

◎秋季：总胆固醇含量最高，但甘油三酯含量最低，所以需要降低总胆固醇含量并提高甘油三酯含量，日常生活中可以少吃蛋黄、动物内脏等胆固醇含量丰富的食物，但可以多吃些动物脂肪丰富的食物，甚至可以多摄入植物油，平衡好体内的胆固醇与甘油三酯的含量，确保人体健康。

◎冬季：胆固醇与甘油三酯的含量都比较正常，所以此时只需要维持胆固醇与甘油三酯在人体内的含量，不妨吃些三文鱼、黄豆及西红柿等，既不会让脂肪堆积在体内，还有利于胆固醇及时地排出体内，保证血脂数值正常，确保身体健康。另外，绿茶与山楂也是不错的选择，对胆固醇与甘油三酯的控制都有好处，还能防治动脉粥样硬化。

高能情报站：　　　减少食物中隐性脂肪的小妙招

妙招1：若是炒肉、烤鸡翅、烧鸡翅等，可先加姜片、花椒、料酒等调料，煮约10分钟，调味之余还可去除肉类中的隐性脂肪。

妙招2：吃些不善吸油的蔬菜，比如青椒、黑木耳、豆腐等。

天然降脂药，营养处方单

🌼 大蒜做菜肴，清除血管内脂肪

1.蒜蓉菜心：菜心400克，蒜蓉30克，香油少许，盐适量。将菜心洗净，入沸水锅内氽烫一下，捞出，沥水，摆盘。热油锅，放入蒜蓉炒香，加入香油、盐拌匀，直接倒在菜心上。

2.大蒜炒荸荠：荸荠200克，大蒜100克，盐适量。将荸荠洗净，切片，放入沸水中氽烫一下，沥水；大蒜洗净，切碎。热油锅，倒入荸荠片快速翻炒，再下入大蒜，加入盐调味翻炒几下。

大蒜，餐桌上每天都少不了它的身影，但大多数人只知道大蒜可以调味，对大蒜的其他保健功效却知之甚少。大蒜性平，味辛甘，无毒，归肺、脾、胃经，有利于杀菌消炎，另外它还有降脂功效。大蒜富含多种营养成分，比如蛋白质、纤维素、维生素A、维生素C、维生素B_1等，可防止心脑血管中脂肪沉积，诱导组织内部脂肪代谢，增加纤维蛋白溶解活性，降低血液内胆固醇含量，降低血浆脂质浓度，增加微动脉的扩张度，调节血脂与血压；还能增加血管的通透性，有效抑制血栓的形成并预防动脉硬化的发生。

日常生活中，若是吃多了鸡蛋、奶酪、咸肉等，血液中的脂肪含量就会上升，此时不妨吃些蒜，脂肪上升的趋势就会被遏制住，还能预防和降低动脉脂肪斑块的积聚，也就是说，多吃大蒜能够有效防治冠心病的发生。若是经常抽烟喝酒，血液容易变得黏稠，此时吃些大蒜，血液就会被稀释，血液黏稠度降低，血脂不容易堆积，血脂水平就会有所下降。

 【其他营养处方】

醋泡大蒜：大蒜200克，陈醋适量，白糖少许。大蒜去皮，洗净，晾干水分，装入无水无油的器具内，倒入陈醋，没过大蒜即可，再放入白糖调味，搅匀，密封后室温保存，变色即可食用。本品具有一定的降脂及降压功效，有利于防止血栓的形成，减少脑血管栓塞，有效地防治冠心病及动脉硬化。

紧急警示牌

大蒜虽好，但也不是吃得越多越好，大蒜吃多了容易影响人体对B族维生素的吸收，还会对眼睛产生极大的刺激，容易引发眼睑炎、眼结膜炎等。

薏仁绿豆一起煮，血脂轻松被吃掉

> 绿豆薏仁汤：绿豆100克，薏仁50克，冰糖适量。将绿豆、薏仁分别洗净，放入锅内，加入适量清水，大火煮沸后改用小火慢炖至熟，焖数分钟即可。

绿豆薏仁汤是一道极其美味的粥品，非常适合在夏季服用，吃完大鱼大肉之后不妨再喝碗绿豆薏仁汤，解油腻，还能轻松降血脂。

薏仁，五谷的一种，富含丰富的水溶性膳食纤维，可吸附胆汁中的胆盐，而胆盐恰巧需要利用胆固醇来制造，而且容易被小肠吸收与利用。一旦薏仁中的膳食纤维吸附了胆盐，食物油脂的消化与吸收能力变差，胆盐无法在小肠末端被肝脏回收或利用，肝脏就必须将贮藏的胆固醇转化成胆盐，并经由肝脏排出体外，从而有利于血液中胆固醇含量的降低。

有专家指出，薏仁的降血脂功效特别强大，优于大米、糙米及燕麦，针对高脂血症患者降血脂的功效更是比一般人明显。高脂血症患者每天吃上50克左右的薏仁，连续食用2~4个星期，血液中的胆固醇、低密度脂蛋白含量等均会明显下降，血糖也会有所下降。

 【其他营养处方】

1.薏仁冬瓜粥：薏仁30克，冬瓜50克，大米100克，红糖适量。将冬瓜去皮、切小块；薏仁、大米分别洗净。将薏仁放入砂锅中，加水煮粥，粥五成熟时加入冬瓜、大米，继续煮，待米烂粥稠时倒入红糖调味即可。空腹温服，每日1剂，分2次服用。本品具有清热化痰、利水渗湿、降脂减肥之功，善治高脂血症及便秘、水肿等病症。

2. 薏仁粉泡水：薏仁20克。将薏仁磨成粉末，直接倒入杯中，冲入适量温水，饮服即可。常喝这道饮品，有利于促进肠胃蠕动，加速废弃物的排泄，减少肠道对胆固醇的吸收，有效地降低血脂。

3.薏仁双豆粥：大米100克，薏仁、红豆、绿豆各50克。将以上材料分别用清水淘洗干净，放在净水里浸泡1小时。将所有材料放入锅中，加适量清水煮至豆烂粥稠，即可食用。该方具有排毒、祛湿、利尿之功，有利于排出体内多余的钠，降低血压与血脂。

西红柿鲜榨成汁，血脂慢慢被溶化

1.西红柿汁：西红柿500克，冰糖粉适量。西红柿撕去外皮，切成小块，全部倒入榨汁机内，加入适量清水，加入冰糖粉调匀，榨成汁即可。

2.西红柿苹果汁：西红柿200克，苹果100克，柠檬汁30克。将西红柿洗净，用榨汁机榨出果汁；苹果洗净，削皮，搅打成汁；将苹果汁兑入西红柿汁中，再加入柠檬汁调匀，冲入温开水。

西红柿，最家常不过的蔬菜了，营养价值特别高，其所含营养成分番茄红素属于一种脂溶性色素，具有强大的抗氧化功效，能够快速地清除自由基，防止脂质过氧化，有效地降低血浆内胆固醇的浓度，发挥明显的降低血脂的功效。西方人就善用天然的番茄红素来辅助治疗或预防高胆固醇症或高脂血症，并能积极地防治心血管疾病。

西红柿的降血脂功效不仅仅是因为它的番茄红素，还因为它所含的苹果酸、柠檬酸等有机酸，能够增加胃酸浓度，调整肠胃功能，有效地防治便秘不适，这就意味着体内多余的废物，比如脂肪、胆固醇能够顺利地排出体内，有效地降低血脂水平。

西红柿还含有一定量的维生素P，能够保护血管，降低胆固醇，预防动脉粥样硬化及冠心病的发生。而且，西红柿的热量比较低，即使多吃几个也不用担心摄入太多热量而引起血脂升高。

西红柿榨成果汁饮服，营养成分更容易被人体吸收与利用，降低血液中胆固醇的功效将增强，并能积极地预防与控制心血管疾病的发生与恶化。因此，上述营养处方可每日饮服1剂，分数次服完。

 【其他营养处方】

洋葱炒西红柿：洋葱100克，西红柿200克，番茄酱适量，盐、白糖、水淀粉各少许。将洋葱、西红柿分别洗净，切块。热油锅，下入洋葱及西红柿炸一下，捞出，控油。锅留底油，放入番茄酱翻炒变色，加水，调入盐、白糖调拌成汤汁，待汤汁煮开时倒入洋葱及西红柿翻炒片刻，用水淀粉勾芡即可。洋葱具有降低血脂的作用，西红柿也能降低血液中的胆固醇浓度，故二者搭配更加适合高脂血症患者食用，还能缓解高脂血症引起的高血压、冠心病等不适。

燕麦熬成粥，降低血脂更减肥

1.燕麦粥：大米100克，燕麦30克，枸杞子10克，盐适量。将大米、枸杞子分别泡发并洗净，与燕麦一起倒入锅内，加入适量清水，大火煮沸后改用小火慢炖30分钟，加入盐调味即可。

2.燕麦猪血粥：燕麦150克，猪血100克，米酒少许。将猪血切小块。将燕麦、猪血一起放入锅内，加入适量清水，大火煮沸后再转小火煮约1小时，待粥将成时倒入米酒调味即可。

燕麦别名野麦、雀麦等，性温，味甘，归脾、心经，具有健脾益气、养胃补虚、润肠通便等功效，是"三高"患者的保健佳品，能够改善血液循环、调节人体的肠胃功能，并能增加肌肤活性，延缓衰老，发挥着一定的抗刺激、抗氧化等功效。

可能大多数人只关注燕麦的减肥功效，对高脂血症患者来说，燕麦还是调节血脂的佳品。燕麦属于粗粮，富含膳食纤维，能够促进肠胃蠕动，改善肠胃功能，帮助人体顺利地进行排泄，这就意味着体内多余的胆固醇及脂肪能够被排出体外。燕麦也是谷物的一种，含有皂苷素，可以有效地降低胆固醇，调节血脂水平。另外，燕麦还含有一定量的不饱和脂肪酸，可降低血液中的胆固醇含量，促进血液循环，扩张血管，预防并改善动脉粥样硬化，也就是说，多吃燕麦不仅能够降低血脂，还能改善高脂血症及其并发症。

选购燕麦片时，选择颗粒差不多大的。燕麦应密封后放在干燥阴凉处保存，以免受潮或遭虫蛀。

紧急警示牌

为了避免发生胀气及胃痉挛等不适，燕麦一次不宜食用过多，也不能与红薯一起食用。

 【其他营养处方】

燕麦小米豆浆：黄豆、燕麦、小米各30克，白糖适量。将黄豆、小米用清水泡软，捞出，洗净；燕麦洗净。将黄豆、燕麦、小米放入豆浆机中，加入适量清水搅打成豆浆，并煮熟，过滤，调入白糖拌匀即可。黄豆与燕麦均含有较为丰富的膳食纤维，具有润肠通便、降低血脂的功效，但不宜多吃，以免引起腹胀不适。温服，每日1次，每日1大碗即可。

❀ 豌豆煮成汤，胆固醇浓度降得快

豌豆汤：豌豆250克，红椒半个，盐、鸡精适量。将豌豆洗净，捞出，沥水；红椒洗净，切成小丁。热油锅，倒入豌豆不停地翻炒，待五六成熟时倒入适量清水，盖上锅盖煮，4分钟后再翻动一下，继续煮，并加入红椒，调入盐及鸡精，拌匀，待豌豆熟透。

豌豆就是日常生活中经常食用的青豆，夏季人们也爱拿豌豆荚炒菜吃，但豌豆荚不如豌豆降血脂功效强。中医认为，豌豆性平，味甘，归脾、胃经，具有补中益气、通利小肠、调理营卫之气的功效，有助于改善脾胃不和、呃逆呕吐、心腹胀痛及口渴难耐等不适，并能有效地降低血脂与体内胆固醇浓度。

具体来说，豌豆富含粗纤维，能够促进肠胃蠕动，保证大便通畅，从而较好地清理大肠，排出体内多余的胆固醇与脂肪。豌豆中还含有丰富的膳食纤维，水溶性较好，一旦进入人体内，就能有效地清理肠胃，改善或预防便秘，降低体内囤积的脂肪及血液内的胆固醇含量，调节血脂。

 【其他营养处方】

豌豆香菜汤：豌豆120克，陈皮10克，香菜50克。将上述材料分别洗净，入锅，加入适量清水，大火煮沸后改用小火煎煮半小时左右，滤渣取汁。温服，每日1剂，分多次服完。此汤有利于改善湿浊阻滞、脾胃不和引起的高脂血症症状，并积极地预防或缓解高脂血症引起的肥胖、水肿、便秘等不适。

❀ 水煮绿豆芽，排掉胆固醇

醋拌绿豆芽：绿豆芽500克，芝麻酱、醋各10克，盐、味精各适量。将绿豆芽烫一下，捞出，沥水。将所有调料装入碗内，拌匀，淋在绿豆芽上。

绿豆本身就是一种很好地降低胆固醇的食物，在它发芽过程中，维生素C可达到绿豆原含量的六七倍，正在发芽的绿豆就是绿豆芽。也就是说，绿豆芽含有大量的维生素C，有利于促进胆固醇的排泄，防止其在动脉内壁沉积。绿豆芽还是蛋白质的高产者，甚至比绿豆还丰富，而且无胆固醇、低脂肪，能够消除紧张的情绪，还能促进脂肪等废物的排泄。绿豆芽所含的膳食纤维能帮助清除体内垃圾，还可以与食物中的胆固醇相结合，并将其转化为胆酸排出体外，从而降低胆固醇水平。

 【其他营养处方】

胡萝卜拌豆芽：胡萝卜100克，黄豆芽200克，香油、盐、鸡精、醋、生抽、蒜末各适量。将胡萝卜去皮，切段，与黄豆芽一起入沸水中氽烫，冷水冲凉后沥干，装入大碗中，再加入盐、醋、生抽、鸡精、蒜末、香油调味，拌匀即可。佐餐食用，隔日1剂。本品具有清热解毒、生津止渴、养胃健脾之功，有利于降低体内胆固醇含量，有效地降低血脂。

紧急警示牌

在服药期间最好不要吃绿豆芽，以免降低药效。

其他降脂食物及营养处方总汇

【谷、豆、薯类】

小米：改善脂质代谢——小米山药粥

玉米：抑制胆固醇沉积——四色玉米

黑米：抑制脂肪沉积——黑芝麻黑米汁

荞麦：扩张血管，抑制血栓——牛奶荞麦饮

黄豆：抑制脂肪吸收——黄豆双菇汤

绿豆：降低甘油三酯水平——枣药绿豆米汁

黑豆：抑制胆固醇吸收——黑豆凤爪汤

黑芝麻：降低血液黏稠度——南瓜麻香包

红薯：促进胆固醇排泄——甘薯煲姜

土豆：维持血管弹性——猪肉炒土豆

【蔬菜类】

莲藕：减少脂类吸收——莲藕牛肉汤

西蓝花：抑制胆固醇氧化——鸡片西蓝花

菜花：抑制胆固醇吸收——西红柿炒菜花

洋葱：组织血小板凝聚——爆炒羊肉片

竹笋：降脂减肥——鲜菇笋片汤

白菜：维持血脂平衡——鲜菇白菜荸荠汤

紫甘蓝：促进多余胆固醇分解——紫甘蓝炒百合

冬瓜：抑制脂肪转化——橙汁冬瓜煲

黄瓜：减少脂肪的吸收——黄瓜炒牛肉

丝瓜：降低胆固醇含量——枸杞炒丝瓜

芥蓝：防治脂质沉积——芥蓝炒白玉

茄子：维护心血管健康——肉末茄子

芦笋：促进脂质代谢——胡萝卜炒芦笋

莴笋：促进胆固醇排泄——莴笋炒山药

青椒：促进脂肪代谢——青椒蒜头

【菌、菇、藻类】

黑木耳：预防血栓形成——豆皮黑木耳汤

银耳：减少脂质吸收——杏仁银耳汤

金针菇：降低胆固醇水平——金针菇炒腐竹

口蘑：降低血液黏稠度——豆芽口蘑汤

海带：抑制胆固醇吸收——海带豆腐汤

紫菜：降低甘油三酯水平——三丝紫菜汤

【肉类】

鸭肉：增加血管弹性——雪梨橘皮炖水鸭

牛肉：稳定血脂——洋葱炒牛柳

鸽肉：减少血管壁脂肪沉积——鸽杞黄芪粥

【水产类】

鲤鱼：抑制胆固醇摄入——肉末烧鲤鱼

鲫鱼：降低血液黏稠度——葱烧鲫鱼

鳕鱼：降低胆固醇水平——鲜菇红烧鳕鱼

带鱼：抑制低密度脂蛋白沉积——豉汁带鱼

鳝鱼：促进多余胆固醇排出——软兜鳝鱼

牡蛎：预防动脉硬化——紫菜牡蛎汤

【水果类】

苹果：吸收并排出多余胆固醇——苹果炒洋葱

菠萝：溶解血栓——莴笋苹果菠萝汁

橙汁：增加高密度脂蛋白含量——橙子菠萝汁

草莓：促进脂肪代谢——草莓椰奶汁

特色茶疗，辅助降血脂

一杯清茶，不论是不是茶叶冲泡出来的，哪怕只是几味简单的中草药，使用简单的煎煮或熬制方式，只要代茶频饮，就有利于清除人体内多余的血脂，甚至还能稳定血脂水平，改善高脂血症带来的诸多不适。

橘皮茶——理气燥湿，稳定血脂

橘皮30克。将橘皮洗净，直接放入锅内，倒入适量清水，大火煮沸后改用小火慢煮20分钟左右，过滤取汁，代茶饮。

橘皮又名陈皮，是一种常见、易得且药用价值较高的中药材。它味辛、苦，性温，入脾、肺经，具有理气调中、燥湿化痰等功效，适用于平日痰多且体胖的高脂血症患者。对于老年高脂血症患者并有四肢倦怠、腹胀纳差、咳嗽痰多、大便溏泻、舌苔厚腻等症状，可有效地祛湿除痰，控制血脂。

从西医角度看，橘皮含有橙皮苷，具有降血脂功效。医学研究也表明，陈皮能显著减轻肝细胞的脂化程度，降低血脂的同时还能有效地对抗血液高凝状态。

橘皮的降脂原理主要表现在：抑制胆汁酸重吸收，阻断胆汁酸的肝肠循环，促进体内胆固醇大量转化为胆汁酸；直接干扰脂肪及胆固醇的吸收；抑制胰脂酶的活动，增加甘油三酯的排出，降低血浆中甘油三酯的水平。

另外，橘皮对心血管也有一定的保护功效，可使血管轻度收缩，有效地预防高脂血症引起的动脉粥样硬化等问题。

 【茶方·变变变】

橘皮山楂饮：橘皮10克，山楂20克。将橘皮、山楂一起倒入砂锅内，加入适量清水，大火煮沸后改用小火煮20分钟左右，去渣取汁。温服，代茶饮，每日1次。

双花茶——凉血解毒、降低血脂

金银花30克，菊花20克。将金银花与菊花装入杯中，倒入适量沸水，加盖，焖泡10分钟左右即可。

金银花属于一种常见的植物，又名忍冬、银花、双花等，具有一定的观赏性，在某些疾病的辅助治疗上还具有极大的帮助，其茎、叶、花均可入药。从中医角度看，金银花性寒，味甘，归胃、肺、心经，药力和缓且安全无毒，在外可疏散风热，在内则有助于排毒养颜，能够调理肠胃，清除血管脂质物质，有效地降低血脂，改善高脂血症引起的头痛、失眠、腹痛等症。金银花质地较轻、气味芬芳，可疏散肺部风热之邪，对高脂血症所导致的身热头痛、咽喉肿痛、口渴、烦渴、无汗等症有一定的辅助治疗作用。

【茶方·变变变】

金银花山楂茶：金银花10克，山楂5克，白糖适量。将金银花洗净；山楂洗净，去核、切片。将金银花与山楂一起放入砂锅中，加入适量水，熬煮半小时，过滤、去渣、取汁，再加入白糖拌匀即可。代茶饮，趁热饮用。

紧急警示牌

喝了这道茶，最好不要接着吃螃蟹、西瓜等寒性食材，以免伤脾伤身。

山楂黑茶饮——减肥降脂，抗血栓

山楂10克，黑茶适量。将山楂放入砂锅内，倒入适量清水，大火煮沸后改用小火慢煮，去渣取汁，将山楂汁倒入黑茶中，冲泡，加盖，闷泡20分钟左右。温服，每日1次，代茶频饮。

山楂是很好的降血脂食品，其中含有的三萜类与黄酮类成分，能够有效地减低血清胆固醇，山楂中的维生素C，具有减肥降脂的作用，特别适合高脂血症患者冲泡着喝。

而另外一种材料——黑茶，与其他茶类一样，都富含茶多酚，对人体脂肪代谢有一定促进作用。而且黑茶中黄酮类物质也十分丰富，这类物质是降低血脂的重要成分。黄酮类物质与鞣质物质能够保证毛细血管的正常抵抗能力，促进血管的柔韧性与弹性，防止脂肪在血管壁中沉淀，进一步软化血管，排出血管壁上的垃圾，清除血液中的脂肪。另外，黑茶中还含有茶多糖，可有效地降低血清中低密度脂蛋白胆固醇含量，进而有效地预防动脉粥样硬化的产生，积极地降低血液中的血脂水平。而且，茶多糖还能明显地抑制血小板的黏附作用，降低血液黏稠度，提高纤维蛋白溶解的活性，发挥抗血栓的作用，有效地预防并改善高脂血症及其合并症。

外治古方，降脂找中医

穴位按摩来降脂

高血脂多发于中老年人，主要是指血浆胆固醇或甘油三脂的含量增高，或两者都出现增高的病症。按摩头部的太阳穴，有利于帮助脑神经放松，改善因血脂高而引起的头晕头痛症状；按摩攒竹穴，有利于缓解疲劳，改善睡眠，提高精神状态，可辅助治疗失眠健忘和心悸症状；按摩内关和阳池穴，则可促进血液循环，提高心肺功能，改善四肢麻木症状；而按摩中脘和气海穴，则有促进肠蠕动、加速新陈代谢、消脂减脂的功效。

丰隆穴，促进脂质代谢

1.按压丰隆穴：用拇指指腹垂直向下按压丰隆穴，边按边揉，并屈伸活动踝关节，至产生酸、麻的感觉，持续数秒之后放松。

2.敲打丰隆穴：弯曲手指，以指关节轻轻敲打，至局部感觉酸痛即可。

丰隆穴为胃经的络穴，络穴的功能就是联络表里二经，所以丰隆穴通脾胃二经，既可健胃，又可运脾。故化痰首选这个穴位。现代医学研究表明，丰隆穴不仅可以调节胃肠的免疫功能，还能够调节血脂和血糖。

随着人们生活水平的提高，胖人越来越多。这样的人大多饮食偏嗜口味重、滥用营养品、起居作息失调等不良习惯，这些习惯都可能使消化吸收功能受损，致使能量过剩，对人体不利，久而久之形成痰湿体质。这种体质类型有易患高血压、糖尿病、肥胖症、高脂血症、哮喘、痛风、冠心病、代谢综合征、脑血管疾病的倾向。经常按摩丰隆穴，则有利于健脾养胃、消食导滞、促进代谢等，甚至可以帮助人体排出血液中多余的脂质，进而达到降低血脂的功效。换句话说，就是达到祛除痰湿的同时降低血脂。

【定位取穴】丰隆穴位于小腿前外侧，外踝尖上8寸，距胫骨前缘2横指（中指）。

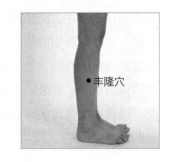

• 丰隆穴

【穴位配伍】

◎搭配命门穴，可加强肾脏功能，促进脂肪燃烧，进一步降低高血脂、高体重的危害。

◎搭配太冲穴，有利于疏肝解郁，改善肝脏功能，积极地缓解高血脂引起的头痛、眩晕等不适。

◎配合安神的穴位，如内关、神门穴，长期坚持下去，有利于辅助治疗高脂血症引起的失眠、多梦等不适。

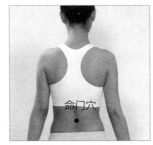
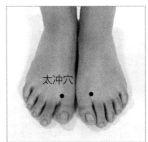
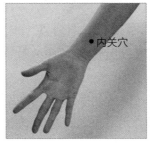
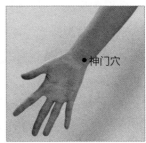

其他穴位按摩来降压

【定位取穴】

内关穴：在前臂掌侧，腕掌侧远端横纹上2寸。伸胳膊掌心朝上，腕微屈，从腕横纹上量约2横指处。

阳池穴：在手腕处，腕背侧远端横纹上，指伸肌腱的尺侧缘凹陷中。手指微屈，在手背的第4、第5掌指关节向上，在腕背侧横纹处的一凹陷处。

中脘穴：在上腹部，肚脐上4寸。仰卧，在神阙穴（即肚脐）与胸剑结合点连线的中点处。

气海穴：在下腹部，肚脐下1.5寸。仰卧，在关元穴与肚脐连线的中点处。

太阳穴：在头部，眉梢与目外眦之间，向后约1横指处。端坐，在两眉头连线的中点处。

攒竹穴：端坐，直视前方，在眉毛内侧端的一隆起处。

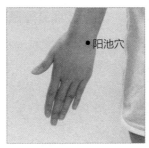
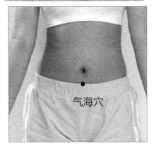

膈俞穴：在背部，第7胸椎棘突下，后正中线旁开1.5寸。端坐，在第7胸椎处引一垂线，再于肩胛骨内侧缘引一垂线，两垂线之间距离的中点处。

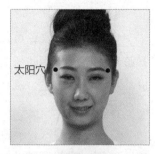

太阳穴

【按摩步骤】

1.食指、中指并拢，置于攒竹穴上，沿眉弓向两侧分抹，至太阳穴再重点按揉太阳穴1分钟左右，反复操作。

2.拇指指腹按揉内关穴，其余四指置于前臂外侧且与拇指相对，拇指用力由轻渐重，反复按揉2分钟。

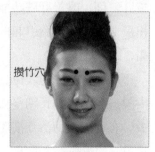

攒竹穴

3.按摩者一手抓住被按摩者的手，另一只手拇指指腹点压被按摩者的阳池穴，其余四指与拇指相对握住被按摩者以助力。

4.被按摩者俯卧，按摩者两掌重叠，轻轻地按揉其膈俞穴2～3分钟。

5.用拇指指腹按压中脘穴约2分钟，力度以穴位有酸胀感为宜。

6. 双手拇指重叠，先顺时针后逆时针方向重力按揉气海穴。

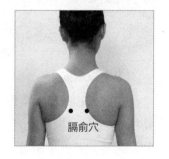

膈俞穴

高能情报站： **按摩并非越痛越好！**

　　按摩并非越痛越好，这也就意味着按摩时间不宜太长，力度不宜过大，否则极易导致皮下毛细血管出血、变紫，并在皮下凝集而形成大包块。按摩时间一般以自我感觉肌肉松弛、精神舒缓即可。在家自我按摩时，按摩器按揉一些皮下疙瘩时，应该使用点按法，不应在皮肤表面来回摩擦，以免造成皮肤红肿。

反射区按摩来降脂

反射区按摩与穴位按摩的功效与作用大抵相仿，穴位定位需要比较准确，反射区则容易定位取穴，按摩手法甚至可以简单点、随意些。高脂血症患者可试试下面这些调理小妙方。

肝反射区，疏肝利胆来降脂

1.按压肝反射区：用食指指关节重力按压肝反射区，可自足跟向足趾方向按摩3~5次。

2.推揉肝反射区：用拇指指腹顺时针方向推揉肝反射区，力度适中，反复操作50次。

年老体弱者，肝肾多半是不足的，阴不足以化精，容易形成痰浊，痰浊一旦滞留在体内，形体容易偏瘦，血脂容易升高。体内阴虚过久的话，清阳不升，大脑失去濡养，容易头晕眼花、健忘等；长期阴虚，肾脏也会受到影响，容易出现腰膝酸软之症；肾阴虚还会影响心神，导致失眠。另外，阴虚容易导致火旺，故肝肾阴虚型高脂血症患者还会出现五心烦热、舌红、舌苔薄且少等典型症状。

肝肾阴虚型高脂血症患者应遵守滋补肝肾、养阴降脂的原则，在日常生活中不妨多按摩按摩足底的肝反射区。中医认为，肝反射区具有行肝利胆、清热解毒、补益肝血、平肝潜阳等功效，对于诸多疾患都有辅助治疗功效，比如肝脏本身的疾患（如肝炎、肝硬化、中毒性肝炎、肝功能不全等)、血液方面的疾病、高血脂、扭伤、眼疾、眩晕、指甲方面的疾病、肾脏疾患等。

【定位取穴】属于足底反射区，位于右足底第四、五跖骨间肺反射区的下方及足背上与该区域相对应的位置。

【穴位配伍】

◎肾上腺反射区（位于双脚足底第2跖骨上端稍外侧，也就是双脚脚掌第1跖骨与跖趾关节处，正好处在"人"字形交叉的外侧，用力点按5分钟以上即可）。

◎肾反射区（位于双脚脚掌第2跖骨下端与第3跖骨下端的关节处，用力点按5分钟以上）。

◎大脑反射区（用石板顺着脚趾到脚跟的方向刮按大脑反射区，可调节高血脂，改善内分泌）。

🧍 其他反射区按摩来降脂

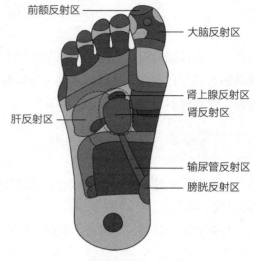

右足底反射区

【定位取穴】

◎肾上腺反射区：位于双脚足底第2跖骨上端稍外侧，也就是双脚脚掌第1跖骨与跖趾关节处，正好处在"人"字形交叉的外侧。

◎肾反射区：位于双脚脚掌第2跖骨下端与第3跖骨下端的关节处，足底中央"人"字形交叉偏下的凹陷处。

◎输尿管反射区：位于足底肾反射区至膀胱反射区连成的斜线型条状区域。

◎膀胱反射区：位于足底内侧舟骨下方拇展肌之侧约45°处。

◎心脏反射区：位于左足底第四跖骨和第五跖骨中间。

◎脾脏反射区：位于左足底心脏反射区域下方1厘米处。

◎前额反射区：位于双脚脚趾顶端。

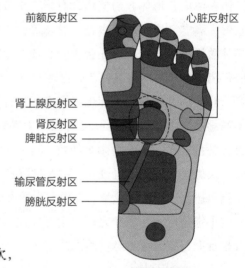

左足底反射区

【按摩步骤】

1.用拇指按压肾上腺反射区50~100次，力度适中，至局部感觉温热为宜。

2.用拇指按揉肾反射区20~50次，力度适中，至局部感觉温热为宜。

3.用拇指重力按揉输尿管反射区20~30次，力度适中，至局部感觉温热为宜。

4.用拇指将膀胱反射区域和输尿管反射区域连起来按揉，力度适中，至局部感觉温热为宜。

5.可垂直定点按揉心脏发射区100次左右，力度适中，直至局部感觉酸胀为止。

6.可用食指指关节垂直点按脾脏反射区100次左右，力度适中。

7.用砭石棒横向压刮五个脚趾的前端，也就是前额反射区，有利于降低血脂。

药物贴敷来降脂

现代人们生活水平越来越高，高脂血症的患病率也越来越多，而且高脂血症是动脉粥样硬化、心脑血管疾病等最危险的致病因素之一。随着现代药理研究的发展，诸多药材都具有降低血脂、防治动脉硬化、抗血栓形成等作用，将其特殊处理之后贴敷在某些重要穴位上，降脂功效会更加明显！

🧑 泽泻，健脾祛湿降脂快

1.泽泻槐花贴：秦九、桃仁、皂角子、苍术、防风、黄柏、当归、泽泻、槟郎、熟大黄、槐花、地榆各10克。将上述药物一起研磨成细粉末，取适量药末，加入生姜汁调和成糊状。

2.泽泻枸杞贴：泽泻30克，枸杞子10克。将上述药材分别洗净，入锅内，加入适量清水，大火煮沸后改用小火煎煮，去渣取汁，倒入面粉中搅拌成糊状。

泽泻的根茎属于传统中药，性寒，味甘、淡，入肾、膀胱经，具有利水祛湿、清热化痰等功效。从中医角度看，高脂血症的发生多与"痰浊"有关。痰浊属于有形物质，随着血液流窜，无处不到，可是它的黏稠性质容易滞留在血管壁内而形成粥样硬化斑块，一旦堵塞了管腔，血液就会凝滞不前而产生淤血。此时若是使用泽泻入药，可改善淤血淤积在胸中引起的病症，比如胸闷、气短、心悸、头痛、头晕等。

临床上泽泻用来降血脂的方剂比较多，若是形体过于肥胖，脾运失职，出现了胸闷气短等问题时，可将泽泻与半夏、橘红、山药、白术、薏米等搭配同用，有利于健脾化痰、利湿降脂；若是伴有高血压，出现了头晕眼花、口干便干、失眠多梦等症状，不妨将泽泻与沙参、玉竹、白芍、菊花、钩藤等搭配在一起煎煮，有利于化痰降浊、平肝柔肝、滋阴潜阳等，并在此基础上改善肝阳上亢引起的高脂血症。

现代医学研究也证实，泽泻有利于清楚人体血液与组织内的杂质及废物等。首先，泽泻的脂溶性部分有明显地降低胆固醇及抗动脉硬化的作用；泽泻在降低血浆胆固醇的同时还能降低甘油三酯。具体来说，泽泻能够干扰胆固醇的吸收、分解及排泄，从而有效地抑制人体对食物中胆固醇与甘油三酯的吸收，加速体内胆固醇的代谢及甘油三酯的分解。

【选取穴位】神阙穴（位于脐窝正中，即肚脐）。

【操作指南】取适量药糊直接贴敷在神阙穴上，用麝香止痛膏贴敷固定即可。

【用法提醒】每日换药1次，10日为1个疗程。

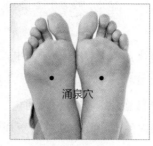
涌泉穴

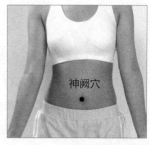
神阙穴

【搭配治疗】加贴涌泉穴（取坐位，卷足，先找到足底掌心前面正中凹陷处的前方，然后找到脚底肌肉的"人"字纹路，再找到"人"字纹的交叉部位即是）、太阳穴（在两眉头连线的中点处），效果更佳。

其他药物贴敷来降脂

【定位取穴】

1. 神阙穴：仰卧，在腹中部，肚脐中央处。

2. 至阳穴：在背部，后正中线上，第7胸椎棘突下缘的凹陷处。

3. 期门穴：在胸部，第6肋间隙，前正中线旁开4寸。仰卧，在胸部锁骨中线上，前正中线旁开4寸处。

4. 阳陵泉穴：在小腿外侧，腓骨头前下方凹陷处。

5. 中脘穴：在上腹部，肚脐上4寸。仰卧，在上腹部神阙与胸剑结合点连线的中点处。

6. 关元穴：在腹部，肚脐下方3寸处。仰卧，将耻骨联合上缘的中点和肚脐连线上，由下至上的2/5处。

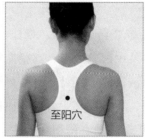
至阳穴

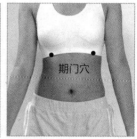
期门穴

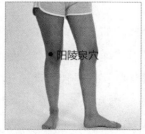
阳陵泉穴

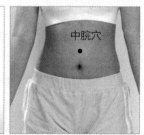
中脘穴

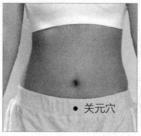
关元穴

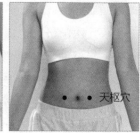
天枢穴

7.天枢穴：在腹部，横平肚脐，前正中线旁开2寸处。端坐，肚脐旁开2横指处。

8.三阴交穴：在小腿内侧，内踝尖上3寸，胫骨内侧后缘处。侧坐，在内踝尖直上4横指，在胫骨内侧后缘处。

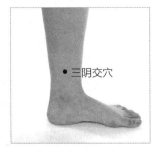

9.丰隆穴：在小腿外侧，外踝尖上8寸，胫骨前肌前缘2横指处。端坐，屈膝，先确定外膝眼处，在外膝眼与外踝尖连线的中点处。

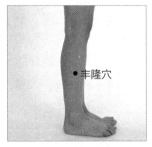

10.足三里穴：在小腿外侧，外膝眼处下3寸。端坐后屈膝，找到外膝眼，在外膝眼向下4横指处。

【贴敷方子】

1.砂鱼贴穴方：砂仁30克，鲜鲫鱼1条，白糖50克。先将砂仁研磨成细末，鲜鲫鱼捣烂、去刺，加入白糖捣烂，再调入砂仁末混合制成膏状。取适量药膏，贴敷在神阙穴、至阳穴、期门穴、阳陵泉穴之上，用纱布覆盖，用胶布固定。每日换药1次，主治高脂血症。

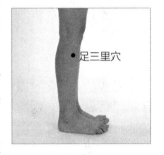

2.泽泻降脂膏：泽泻、生山楂、龙胆草各30克，丹参20克，黄精、荷叶、莱菔子各15克。将上述药物研磨成细末，调和均匀，加入米醋调成膏状。取适量药膏，贴敷在中脘穴、期门穴、神阙穴、阳陵泉穴之上，覆盖纱布，用胶布固定。每日换药1次，改善高脂血症。

3.党参甘草敷脐膏：党参、炒白术、茯苓、甘草、半夏、陈皮、天麻、山楂、莱菔子、砂仁、木香各10克。将上述药物研磨成细末，加入姜汁调和成膏状。取适量药膏，贴敷在神阙穴、关元穴、天枢穴之上，再用热水袋熨脐半小时左右，3~6小时后取下药物即可，有利于改善脾虚湿阻型高脂血症。

4.熟地黄降脂膏：熟地黄瓜30克，山药、山茱萸、丹皮、茯苓、泽泻、桂枝、附子、仙灵脾、沙参、麦冬各10克。将上述药物研磨成细末，加入葱白捣烂，再倒入水调和成糊状。取适量药膏，贴敷在神阙穴、关元穴、天枢穴、三阴交穴、丰隆穴之上，覆盖纱布，用胶布固定。每日换药1次，有利于改善肾气亏虚型高脂血症及其不适。

5.麝香沉香散：麝香2克，沉香6克，冰片1克。将沉香研磨成细粉，与麝香、冰片一起研磨成粉末状，再取适量粉末，置于中脘穴、神阙穴、三阴交穴、丰隆穴、足三里穴之上，并用胶布固定，每周敷药2次，对高脂血症有一定缓解功效。

药浴也降脂

高血脂虽然不足以严重影响人们的正常工作与生活，但若是一直放任不管，病情一旦加重，就会引起严重的心脑血管疾患。为此，高脂血症患者不仅需要注意饮食，还需要坚持锻炼身体，更要保持心情舒畅。另外，合理使用中药材进行足浴或泡澡，在很大程度上也能稳定血脂水平。

柴胡煮一煮，降脂不反复

1.柴胡香附降脂足浴方：柴胡、香附、生蒲黄各10克，郁金12克。将上述药材分别洗净，入锅，倒入适量清水，大火煮沸后改用小火煎煮20分钟即可。加入2000毫升温水，待温度适宜后即可泡脚。

2.柴胡枳壳解郁汤：青皮、柴胡、枳壳各20克。将这些药材同入锅，加适量清水，大火煮开后改用小火煎煮20分钟即可。加入2000毫升温水，待温度适宜后即可泡脚。

上述方子是不错的疏肝、解郁、降脂的足浴方，适用于高脂血症，对于两胁胀满、情志不畅、烦躁易怒等病症具有辅助治疗功效。该方子应长期使用，每日泡脚1次，10~15日为1个疗程。

方子中的柴胡是君药，是中医中常用的一味解表类中药，其根或全草均可入药。它性微寒，味苦、辛，归肝、肾经，具有疏肝解郁、清热解表之功，对于高脂血症引起的胸胁胀痛、头痛目赤、耳鸣口苦等症有一定的辅助治疗效果。现代医学研究也已表明，柴胡富含柴胡酮、柴胡皂苷等成分，具有理气、解郁、降火等作用，另外还有降脂功效。

以性状来看，柴胡有南北之分。其中北柴胡的表面呈黑褐色或浅棕色，质地比较柔韧，不易被折断，以和解退热见长；而南柴胡根部较细，顶端多细毛状枯叶纤维，枝少，容易被折断，以疏肝解郁见长。中医认为，肝主藏血而多郁。柴胡的苦味及微寒的性质使得其具有疏散之性，郁解则血宁，肝脏也就恢复正常功能了。

紧急警示牌

柴胡若是要拿来吃，最好不要过量，其中所含丰富的蒽醌类物质，对肠道黏膜具有一定的刺激，时间久了容易给肠道黏膜造成伤害而发生病理性改变，比如结肠黑变病！

1.解郁止痛汤：青皮、柴胡、枳壳各20克。将这些药材同入锅，加适量清水，大火煮开后改用小火煎煮20分钟，待温度适宜后即可足浴。每日1剂，每次20~30分钟，15~20日为1疗程。此方可疏肝解郁，有利于调节抑郁的情绪，并缓解胸肋的疼痛不适。

2.酸枣仁茯参汤：茯神、人参各10克，酸枣仁50克。将以上3味药材加水煎汁，煎好后去渣留汁，倒入大盆中，再加入适量温水，先熏蒸双脚，待温度适宜后泡澡。每次20分钟，每日1次，10日为1疗程。历代医家在主治心病基本都少不了茯神，茯神可治疗恍惚不乐、心神不定；人参更是百药之王，补中益气有着不错的效果；酸枣仁归心经、脾经、肝经和胆经，能够宁心安神，养肝敛汗，治疗肝肾虚寒所致的烦躁不眠、高血脂等不适。

3.降脂解郁足浴方：橘皮、橘核各20克，橘络10克。将这些药材入锅，加入2000毫升清水，大火煎煮20分钟，待温度适宜后即可泡脚。每日1剂，每次15~20分钟，10~15日为1疗程。此方适用于高脂血症引起的心情抑郁、肝气不顺、小腹胀满等不适。

4.柴胡降脂泡澡方：柴胡、木香、橘皮、甘草、乌药、香附、苍术、远志、砂仁各8克。将上述药材混合，研磨成细碎末，取适量药末，倒入适量温开水，待温度适宜时可进行全身浴。隔日1次，每次泡澡20分钟左右。此方有利于解肝郁、理肝气，进而有效地降低血脂，并改善高脂血症引起的失眠、腹胀、抑郁及心烦等不适。

5.丹参半夏香辛汤：薤白、瓜蒌、半夏、丹参各30克，白胡椒、细辛、乳香、没药、冰片各10克。将上述9味药材加清水1500毫升煎沸10分钟左右，去渣取汁后倒入足浴器内，对准心前区熏蒸，待温度适宜后浸泡双脚20分钟左右。每日2次，每次15~20分钟，10天为1疗程。该方有利于降低血脂，改善高血脂引起的心脏不适。

6.参龙竹橘汤：党参20克，五爪龙50克，半夏、竹茹各10克，橘红、枳实、甘草各5克，白术、茯苓、山楂各15克。将上述10味药材水煎后取汁倒入足浴器中，加入适量开水，趁热熏蒸头面、心胸部，待温度降至适宜时方可进行足浴。每日1次，每次30分钟，10天为1疗程。该方有利于控制血脂水平，改善冠心病等不适。

简单小运动，随时降血脂

吃得多，运动少，人体内多余的热量就容易以甘油三酯的形式储存在体内，进而诱发高血脂。也就是说，运动是调节血脂的良好方式。运动并非就得挑选专门的时间或场地才能进行，只要用心，利用闲暇时间，在办公室或家里，做些简单的小动作、小按摩，就能轻松降低血脂。

科学研究表明，运动可有效降低体内低密度脂蛋白和甘油三酯的浓度，并使高密度脂蛋白水平升高，且对心血管有益，能够有效地预防或改善高脂血症。长期坚持下去，运动还可以改善血脂的构成，纠正人体脂质的紊乱代谢。

◎运动前先检查身体状况。高血脂患者运动前有必要对身体做一个全面的检查，了解自己的身体状况，包括各脏器有无问题、有没有其他并发症等。若是合并轻微的高血压、糖尿病或冠心病等，最好在医生的正确指导下运动；若是合并严重的心血管疾病，最好不要轻易运动。

◎选择合适的时间进行运动。下午4~6点，人体内的代谢激素分泌最为旺盛，此时运动可加速体内脂肪的代谢。另外，这个时间段里人体大脑皮质兴奋点比较集中，对外界的应激反应强，肌肉活动的协调性与敏感性好，能够使机体快速地进入运动状态，故此时锻炼降脂效果较好。

◎控制好运动时间与运动强度。高血脂患者应选择中等强度的运动量，不可急于求成，要循序渐进，强度以自身感觉略疲劳即可。若出现呼吸费劲、头晕眼花、面色苍白等不适，必须立即停止运动。

◎运动时要格外注意调整呼吸，以免对心肺系统产生太大的压力。对于肥胖患者及习惯久坐的患者最好在数月之后再逐渐增加运动强度与持续时间，高强度的运动会使体重急速减轻，并不利于身体健康。

高脂血症患者适宜做的运动

身体动起来，血液循环快起来，新陈代谢就没问题。高脂血症患者在确保身体承受力的情况下，选择合适的时间段，在保证心率不超过70%的情况下，坚持运动20~30分钟最佳。但具体应该做哪些运动，不妨对比选择一下。

登高爬楼，加强脂质代谢

登高爬楼，加快心跳，心肌收缩加强，心输出量增加，血液循环加快，有利于改善心脏与肺部的功能，增强体质，促进脂质代谢，发挥一定的降脂功效。只是，高脂血症患者在登高爬楼过程中应注意以下几点。

◎时间不宜过长，10~15分钟为宜。

◎伴有严重心肺疾病的高脂血症患者不适宜登高爬楼，以免消耗过多热量，损害心肺功能。

◎登高爬楼之前要做好放松运动，尤其是四肢关节的准备运动。

◎穿着软底鞋，动作要轻缓，以肌肉不觉得紧张为宜。

◎选择宽敞、明亮且空气新鲜的楼梯进行运动，不要在狭小、堆放物品的楼梯以及楼梯拐弯处进行锻炼。

室内游泳，降脂最有效

游泳，降脂减肥效果很明显。尤其是长时间的慢游，能消耗不少皮质脂肪的热量，促进脂肪的分解与排出。除此之外，游泳还可以促进血液循环，降低血液黏稠度，防止动脉硬化、血栓等的发生。

◎游泳前做好准备，保证关节充分活动，使血液循环与物质代谢加快，肌肉力量与弹性也能增加，进而预防游泳过程中腿部或脚部抽筋。

◎饭后或饥饿时不宜游泳。饭后直接下水游泳，肠胃受到挤压，容易发生呕吐不适，故最好饭后1小时再游泳；饥饿时也不能游泳，以免发生低血糖。

◎游泳之后立即擦干身上的水，以免受凉，还得做放松活动，以缓解肌肉疲劳。

打打羽毛球，控制血脂水平

打羽毛球，全身都会动起来，尤其是上肢、下肢及腰部肌肉活动量更大，全身血液循环加速，心血管与呼吸系统功能都增强。羽毛球老少皆宜，强度也可以随时调整，年纪较大的高脂血症患者最好稍微控制下运动量，运动时间也需控制在半小时之内，长期坚持有助于提高脂质代谢功能，将血脂控制在正常水平。

◎高脂血症患者应根据自身情况，选择合适的强度。心率在160~180次/分钟时，属于高强度羽毛球运动；心率在140~150次/分钟时，属于中强度运动；心率在100~130次/分钟时，属于低强度运动。

◎打羽毛球时，要穿防滑的运动鞋，还得注意姿势，避免运动时受伤。

🧍 跳绳运动，保证心血管健康

适当跳绳，有利于锻炼脏器，增强心血管系统、呼吸系统、神经系统等功能，预防高血脂及多种并发症的发生。跳绳时最好选择平坦、整洁的地面进行，鞋子也得是软底的，减轻地面给骨骼造成的伤害。另外，起跳不要太高，尽量用前脚掌起跳与落地，避免用全脚或脚后跟着地。

有利于降低血脂的小动作

生活或工作太忙，无暇顾及运动的话，不妨在办公室或家里做做简单的伸展操，在促进血液循环的同时，也可以清楚体内多余的胆固醇，稳定血脂或降低血脂水平。

🧍 三角式伸展操

【动起来】①端正站立，双脚并拢，脊柱挺直，深呼吸，跳步分开双腿，两臂侧平举，与肩平齐，掌心朝下。②呼气，右脚向右旋转90°，左脚稍微向右转，双腿绷直，身体向右弯曲，右手手掌贴近右脚背；左臂向上伸展，以右肩保持在一条直线上，掌心向前，头望向左手，保持1分钟。

【注意啦】呼吸要保持匀整，手与腿都尽量保持绷直，上身与腰腹不要向前倾或向后仰，双脚也不能离地。

【大功效】改善体态，促进全身血液循环，提高新陈代谢，清除多余血脂。

🧍 半舰式伸展操

【动起来】①身体放松，端坐在地上，两腿向前伸直，十指相扣，置于脑后。②呼气，身体向后轻轻倾斜，双脚离地，脚趾尖尽量与头保持同一高度；双腿伸直，背部不能触地，与地面成45°角，保持姿势，匀称呼吸。

【注意啦】初学者不可勉强，量力而行，以自己感觉舒适为宜。保持姿势的时间根据个人情况而定。

【大功效】这一动作有利于锻炼肌肉，对神经系统、脾脏、肝脏及胆囊都有好处，并在一定程度上减肥瘦身，平衡血脂。

风吹树式伸展操

【动起来】①端正站立，双脚并拢，腰背挺直，吸气，双手掌心合十，向头顶上方抬直。②呼气，上身尽量向左侧弯曲，呼吸正常；吸气时，上身慢慢还原，脊柱挺直。然后再向相反方向弯曲。

【注意啦】手臂上抬时尽量伸直，不过力度与幅度不要太大，以免拉伤。

【大功效】可促进腰腹部及臀部多余脂肪的燃烧，还可放松心情，有效地降低血脂。

前弯后仰式伸展操

【动起来】①自然站立，两腿稍分开，抬头、挺胸、收腹，双手手臂高举过头，掌心向前。②慢慢地向下弯腰，直至指尖触地，脊柱、手臂、双腿保持伸直，不可弯曲。③慢慢恢复到起始位置，再慢慢后仰，头颈、腰背尽量向后仰。

【注意啦】这是一套连续动作，反复进行20~30次即可。动作频率不要太猛、太快，以免造成身体不适。

【大功效】促进人体血液循环，强健脊柱，拉伸腹部内脏，从而增强肝脏对脂肪的代谢能力，有效地降低血脂。

高脂血症患者不宜做的运动

适量运动有利于调节血脂水平，但并非所有的运动都适合高脂血症患者进行的。具体来看看，到底有哪些运动或动作不能轻易尝试呢？

◎高脂血症患者的脑血管本来就不是很好，练倒立动作，极有可能会加重血管的负担，容易引发脑出血等。

◎高脂血症患者容易头晕，故平日里不适宜做剧烈或刺激性的运动，比如跳伞、蹦极等。

◎严重并发症的高脂血症患者不适宜进行体育锻炼，比如急性心肌梗死、充血性心力衰竭、心律失常、严重糖尿病、肝肾功能不全等并发症的高脂血症患者，禁止进行体育运动。

生活细节多注意，血脂不易高

养成良好的生活习惯，可以有效地调节血脂水平。首先，优质的睡眠可以增强体质，避免高血脂的侵害。控制体重也很重要，为了有效控制血脂的升高，有必要减少体内脂肪的堆积。除此之外，生活中也有很多细节需要注意，比如压力不可过大、吸烟不可过多、吃得不能太多、便秘不得不预防，没事可以泡泡温泉、游个泳，使血脂水平时刻保持均衡状态。

改善便秘，血脂降得快

便秘是较常见的一种症状，它算不上疾病，但危害有时胜过疾病。有调查发现，长期便秘有可能会诱发高血脂。人体肠道内存在大量的细菌，每天摄入的食物经过细菌的发酵分解，极易产生一些有害物质，比如醛、酮、氨、过氧化脂质及过多的胆固醇等，这些物质一旦被人体吸收，不但损害脏腑器官，还容易诱发高脂血症。因此，高血脂患者最好能够保持排便通畅，及时将体内多余的胆固醇与脂质排出体外。

◎定时排便：每日早上5~7点属于大肠排毒时段，此时便意明显，肠道蠕动最快，可将绝大多数毒素排出体外。因此，早起若是感觉有便意，应立即如厕。若是很难感受到便意，就每天蹲一蹲，对肠道具有刺激作用，能够产生排便反射。

◎专心排便：排便时看报纸或玩手机都是不对的，容易使注意力集中在头部，抑制排便反射，延长排便时间。一般来说，排便时间应控制在5分钟以内，排便时间过长容易造成排便困难或引起痔疮，因此，排便时最好集中注意力，使大脑建立良好的排便反射。

高能情报站：　　　　你知道吗？

随时随地进行腹式呼吸，降低血脂的效果特别明显。腹式呼吸时，腹肌的收缩与放松运动就是在按摩腹部，有助于促进肠胃蠕动，加强排便力，对降低血脂大有好处。

◎早起一杯水：空腹喝一杯温开水，可促进血液循环、排出毒素，还能软化大便，促进肠道蠕动，使粪便顺利排出。

◎多按揉腹部：仰卧，全身放松，女性左手放在右手之下，男性则相反，以肚脐为中心，在腹部画圈按摩。顺时针方向按摩，有助于增强肠胃功能；逆时针方向按摩，能促进肠胃蠕动，预防便秘。每次按摩100次，按揉时力度适中，保持呼吸匀畅。

泡泡温泉，调节血脂不升高

泡温泉，身心舒畅，血液循环改善，血脂水平也能稳定下来。温泉水一般都是地下水，矿物质含量丰富，若是透过表皮渗入皮肤里，可增强体质，有一定的保健功效；泡温泉时全身毛孔打开，新陈代谢加快，血液循环加速，血管壁内的一些沉积脂质容易被带走，并能尽快排出体内多余的血脂，达到一定的降脂功效。

泡温泉对高脂血症患者来说确实好处不少，但在泡温泉时还是有诸多注意事项的。

1.不能在特别饿或特别饱的时候泡温泉。太饿的话，泡温泉过程中代谢太快，容易出现疲劳、头晕、心慌、低血糖等不适；太饱的话，食物还没来得及消化，一旦泡温泉反而会阻碍食物的消化与吸收，最好饭后1小时左右再泡温泉。

2.泡温泉前后都应该饮用一杯温开水，因为泡温泉时容易出汗，容易导致血液黏稠度升高。另外，泡温泉前喝一杯水，有助于排空大小便；泡温泉后适宜饮用淡盐水，可有效避免电解质紊乱。

3.泡温泉时间不可太长，以免出现呼吸加快、心跳加速等不适。一般建议浸泡10~20分钟即可。

4.泡温泉时一旦出现头晕、心悸等不适，立即出浴。出浴后请做好防寒措施，以免感冒。

释放压力，血脂降下来

现实生活中，不少高脂血症患者承受了过重的生活与工作压力，身心俱疲，血脂根本控制不住。首先，压力太大，人体容易产生过多的脂肪酸与葡萄糖，肝脏分泌较多的低密度脂蛋白，血液中低密度脂蛋白含量升高，容易引发冠心病。其次，压力过大，人体清除胆固醇的能力也会变弱，血液中胆固醇含量就会明显增加。可见，释放压力，对高脂血症患者来说特别重要。

1.进行适量运动，使身体产生内啡肽这一快乐因子，放松全身，有利于缓解压力。

2.吃一些减压食物，如鲑鱼、鳕鱼等，富含DHA；海产品、蛋类等，富含硒元素；谷物，富含B族维生素。

3.听听音乐：优美的音乐有助于缓解精神疲惫；轻快、舒畅的音乐给人以美的享受，也能放松精神，缓解压力。

4.看个笑话或喜剧电影：当你发自内心地大笑时，体内造成压力的激素皮质醇与肾上腺素就会下降，给血管的压力也会降低，高脂血症有可能会改善，其他并发症的发生率也会降低。

控制体重，调节血脂

肥胖是高血脂的高危因素，这是因为肥胖者体内脂肪比较多，血液中脂质也会明显增加。简言之，肥胖者往往血脂容易升高。体重下降比较明显时，血浆中甘油三酯水平明显降低，血脂水平也会比较容易控制住。

◎养成良好的饮食习惯：不良的饮食习惯有可能使体重增加，比如"大吃一顿""饿好几顿"等，这样容易使身体形成储存食物的惯性，容易导致发胖；狼吞虎咽地吃饭方式也容易使肠胃摄入过多食物，吃得越快容易吃得越多，进而引发肥胖；身体消化食物是有限的，若是吃得太饱，多余食物不能排出体外，就会囤积在体内形成脂肪。也就是说，养成良好的饮食习惯非常重要。

◎多做些家务：多做些简单的家务，可以有效控制体重。资料显示：拖地一小时可消耗300焦以上的热量，熨烫衣服可消耗200焦以上的热量，洗衣服可消耗100焦以上的热量。多做家务相当于在做有氧运动。平时生活之中，可以边扫地边扭腰；淘米时不妨左右手轮流进行，带动肩部摆动；拖地时还可以跳跳舞等。

◎坚持多运动：控制体重势必要多运动。运动可以燃脂，还可以提高人体新陈代谢，减轻体重。若是没有时间专门去运动，不妨饭后走一走，看电视的时候练练哑铃或健身球，有空爬爬楼梯等都有助于控制体重。

第4章

高尿酸血症的诊疗与调养

　　体检时血尿酸指标超出了正常值，但身体没有任何异样或不适，这到底是怎么回事呢？原来就是高尿酸血症。事实上，血尿酸水平长期居高不下，特别容易引发痛风。也就是说，高尿酸血症是痛风的前提基础，危害性是不容小觑的。日常生活中，重点还得从饮食调节入手来控制尿酸水平，配以合理的作息、科学的运动。特殊情况下，兼顾一些药物治疗，还可运用中医手法来辅助治疗高尿酸血症及其并发症。

高尿酸血症的自我介绍

随着生活水平的提高，人们对健康的关注也越来越高，体检就变成必不可少的"考核"。尿酸高也变成了一大热门问题，很多人会有这样的疑问：尿酸高到底是不是痛风？尿酸高该吃什么药……

嘌呤代谢，最终形成尿酸

嘌呤是人体内核酸的代谢产物，肾进一步代谢分解，就会转变为尿酸。说白了，尿酸就是嘌呤分解代谢的最终产物。

首先，了解一下核酸，它是细胞的基本组成成分，也是人体细胞中最重要的一种物质。DNA（脱氧核糖核酸）和（RNA核糖核酸）是核酸的重要组成成分，核酸包含了身体内的全部遗传密码。核酸分解代谢过程中产生了磷酸和嘌呤嘧啶。

其次，尿酸是嘌呤代谢分解而来，主要由体内合成的嘌呤类物质转化形成，这属于内源性尿酸；有些尿酸则主要由食物中的嘌呤成分分解而成，属于典型的外源性尿酸。一般来说，人体内尿酸的日产量与日排泄量大约相等，其中1/3的尿酸来源于食物，而2/3的尿酸都是由机体自行合成的。尿酸的排泄主要是由肠道与肾脏完成的，其排泄量与每日摄取的蛋白质与嘌呤成分有关。

高能情报站：　　　　你知道吗？

食物中的嘌呤成分，是对人体有益的物质，通过血液运输到身体各个细胞组织内，形成有用的核酸，但需要保证一次摄取量不能太多，只要保证能被肠道内的细菌分解掉即可。

高尿酸血症不等于痛风

人体血清尿酸浓度取决于体内嘌呤的合成量、食入量与尿酸排泄量三者的平衡状态。一旦血清尿酸含量超过360微摩尔/升，即视为尿酸偏高。临床上，血清尿酸超过了390微摩尔/升，就能被确诊为高尿酸血症；若是超过了420微摩尔/升，高尿酸血症就会表现出明显的症状。而大多数痛风患者的血尿酸值超过了420微摩尔/升。当然，这只是一个参考值，具体诊断结果或判定方式还得以所在医院或检验室的医生为准。

痛风是高尿酸血症持续存在的结果

人体体液中尿酸持续处在饱和状态时，一旦感觉劳累，或者酗酒、饮食不正常、受凉等，体液中过饱和的尿酸盐就会析出结晶，沉积在关节、肾脏等组织上，经过复杂的生化过程，炎症就会跟着出现，继而诱发痛风性关节炎、痛风结节、痛风性肾病等。

高尿酸血症不一定都会发展为痛风

高尿酸血症是痛风的根本原因，但并不是所有的高尿酸血症都会发展为痛风。每个人存在个体差异性，有些人即使体液中尿酸值异常高，但也不会引起痛风，这种状态甚至会一直存在着，称之为"无症状高尿酸血症"。

高尿酸血症寻根究源

大多数高尿酸血症发病原因不明，主要是尿酸生成与排泄不平衡导致的。临床上分为原发性和继发性两大类。

高能情报站： 　　　　　**你知道吗？**

尿酸高与尿液呈酸性是两个截然不同的概念。尿酸是细胞衰老、分解后，嘌呤形成的产物，它溶解在血液中，进一步运输到肾脏，然后随着尿液排出体外。尿酸值则是测血清中尿酸的含量，单位是微摩尔/升。而尿液的酸碱度是指尿液的pH值，尿酸在酸性溶液中的溶解度会很低。也就是说，为了促进痛风患者体内尿酸的排出，治疗上我们可以使用碱性药物来提高尿液的pH值。

原发性高尿酸血症的发病原因

先天性嘌呤代谢障碍、代谢过程中酶的功能失调等，都会导致尿酸产生太多，超出了肾脏的排泄能力，进而引发了慢性高尿酸血症。

继发性高尿酸血症的发病原因

1. 尿酸生成太多。

◎摄入过多的高嘌呤食物。

◎疾病因素：骨髓增生类疾病，比如骨髓瘤；淋巴增生类疾病，比如传染性单核细胞增多症；溶血性贫血；肿瘤；银屑病等。

◎剧烈运动：尤以肌肉激烈运动为甚。

◎中毒：急慢性酒精中毒。

2. 尿酸排泄太少。

◎疾病因素：肾功能不全、高血压、甲状旁腺功能亢进症、甲状腺功能减退症等。

◎药物因素：乙胺丁醇、烟酸、乙酰水杨酸等。

◎中毒：铅中毒、乳酸酸中毒、酮症酸中毒等。

◎其他：饥饿等。

高能情报站： 你知道吗？

高尿酸血症是生产过多还是排泄不畅，关于这一问题，还是需要去医院检查一下尿酸清除率与肌酐清除率等，然后通过这两者的比例来区分。

1.若尿酸清除率与肌酐清除率的比值＜5%，则为尿酸排泄低下所致的高尿酸血症。

2.若尿酸清除率与肌酐清除率的比值在5%~10%，则为生产过多与排泄过少兼具的混合型高尿酸血症。

3.若尿酸清除率与肌酐清除率的比值＞10%，则为尿酸生产过多引起的高尿酸血症。

高尿酸血症能自行恢复正常吗

医学研究表明，高尿酸血症若放任不管，不采取任何综合治疗办法，是不容易自行恢复正常的。然而，症状相对较轻的单纯性高尿酸血症患者，若是能够控制每日饮食情况，进行适当的体育运动，养成合理的生活习惯，大多数还是能够使血清尿酸恢复正常的。若是这些措施实施后效果不是很明显，可以适当服用降低尿酸的药物。有一点需要注意的是：痛风患者的高尿酸血症是不可能自行恢复正常的，且具有无法根除的特征，只能改善或缓解。

高能情报站： **你知道吗？**

有些高尿酸血症患者的血清尿酸数值是波动的，有时血清尿酸会升高，有时血清尿酸会暂时下降，甚至归于正常值。这时决不能把这种情况理解为血清尿酸恢复了正常，只是暂时的，随时会再次升高的。

高尿酸血症的影响因素

高尿酸血症的发生与诸多因素有关，具体来说，主要有以下几类。

1.遗传因素：据统计，痛风患者的近亲中，有10%~25%患有高尿酸血症。可想而知，痛风或高尿酸血症具有遗传性。

2.性别因素：男性比女性更容易患上高尿酸血症，男女发病比例大约为20:1。而且，高尿酸血症的发生与卵巢功能的变化、性激素分泌的变化等因素有关，女性在绝经之后更容易得高尿酸血症。

3.年龄因素：生活水平的提高，营养过剩，运动越来越少，高尿酸血症正在朝着低龄化发展，但年龄大的人比年龄小的人更容易患高尿酸血症，其发病年龄一般在30~45岁。

4.体重因素：肥胖的男性更容易患高尿酸血症，尤其是不爱运动且喜欢吃肉类蛋白质食物的人、营养过剩的人，更容易患上高尿酸血症。

5.职业因素：干部、军人、教师、企业主管等，社会应酬太多，脑力劳动过多，更容易患上高尿酸血症。

6.饮食因素：高嘌呤食物吃得太多更容易患上高尿酸血症，爱吃肉类比吃素食的人更容易患上高尿酸血症。

7.饮酒因素：酗酒者比不喝酒的人更容易患上高尿酸血症。

这些临床症状，你有过吗

高尿酸血症是会反复发作的，疼痛不适也不会一直存在，偶然会进入一个间歇期，患者会感觉没有任何痛苦。但这只是高尿酸血症的早期表现。随着疾病的恶化，间歇期会越来越短，发作期越来越长，受累的关节越来越多，每次发作的痛苦也会越来越难以忍受。

1.关节肿痛时有发作，比如手指关节、脚趾关节肿痛最常见，疼痛不适没有治疗也能自行缓解，但还是会反复发作，而且疼痛部位相对比较固定。

2.中年以上的男性，喜欢高嘌呤饮食，身体比较肥胖，不经常运动或锻炼，偶尔出现关节疼痛不适。

3.原因不明确的泌尿系统结石，以经常发作的肾结石、双侧结石疼痛等。

4.在关节周围皮下或耳郭处有结节且疼痛。

5.关节炎急性发作，采用秋水仙碱治疗有显著疗效，尤其对关节肿痛的消除效果明显。

6.皮下结节自行破溃后流出白色牙膏样物质，高度提示有高尿酸血症。

高能情报站： **你知道吗？**

血清尿酸盐浓度随着年龄增大而逐渐升高，而且男女有别，但在儿童时期几乎没有男女的区别，在360微摩尔/升以上即视为尿酸偏高，成年之后男性要高于女性，女性在绝经期之后又会与男性不相上下。从这一角度看，中老年男性和绝经后女性更容易患上高尿酸血症。

另外，研究表明：不少高尿酸血症患者会一直没有任何症状发生。医学将这种情况称为"无症状高尿酸血症"。这时，唯有尿酸沉积在关节处，才会引发痛风性关节炎不适。血清尿酸盐浓度越高，持续时间越长，发生痛风及尿路结石的可能性越大。一般来说，痛风的发病年龄男性于40岁左右达到最高峰，女性时间不定。

高尿酸血症的程度自测表

高尿酸血症不容易被察觉，但却不得不防，毕竟任何病症都会给人体带来或大或小的伤害，所以日常生活中，我们还得简单自测一下（表4-1）。若是发现血清尿酸值异常，需及时去医院确诊，别耽误病情的最佳诊疗时机。

表4-1　高尿酸血症程度自测表

1.特别喜欢喝啤酒	A. 是	B. 不一定	C. 否
2.体型肥胖	A. 是	B. 不一定	C. 否
3.不喜欢吃蔬菜	A. 是	B. 不一定	C. 否
4.喜欢吃动物内脏	A. 是	B. 不一定	C. 否
5.直系亲属患有痛风	A. 是	B. 不一定	C. 否
6.对外界精神刺激敏感	A. 是	B. 不一定	C. 否
7.有肾结石或尿路结石既往史	A. 是	B. 不一定	C. 否
8.喜欢吃鱼等海鲜	A. 是	B. 不一定	C. 否
9.喜欢吃烧烤	A. 是	B. 不一定	C. 否
10.喜欢吃烤肉	A. 是	B. 不一定	C. 否
11.喜欢吃鱼卵	A. 是	B. 不一定	C. 否
12.喜欢吃肥肉	A. 是	B. 不一定	C. 否
13.每周做几次剧烈运动	A. 是	B. 不一定	C. 否
14.体格检查中发现尿酸增高	A. 是	B. 不一定	C. 否
15.不喜欢喝茶与喝水	A. 是	B. 不一定	C. 否
16.患有高血压	A. 是	B. 不一定	C. 否
17.糖尿病或处于高血糖临界值	A. 是	B. 不一定	C. 否
18.医生诊断有动脉粥样硬化	A. 是	B. 不一定	C. 否
19.拇指根部肿胀	A. 是	B. 不一定	C. 否
20.中老年男性	A. 是	B. 不一定	C. 否

表4-1中，自测的总分为60分，A为3分，B为2分，C为1分。总分45~60分者，则有可能为高尿酸血症或痛风；总分30~44分者，则疑为高尿酸血症；总分30分以下者则可排除高尿酸血症。

你被高尿酸血症拖累了吗

高尿酸血症多发于中老年人，不加注意，极易出现多种并发症，严重损害身体健康。换句话说，对了解高尿酸血症及其并发症，对辅助治疗高尿酸血症有极大的意义与好处。

1.高尿酸血症与肾、尿路损害：高尿酸血症意味着尿酸浓度过高，容易形成结晶，会在泌尿系统沉积，表现为排尿困难、泌尿系统感染，甚至引发肾盂扩张肾积水等，最终导致肾病、尿路结石等的发生。

2.高尿酸血症与高血压：高尿酸血症患者中大约有50%的人伴有高血压。这除了遗传因素之外，还与日常饮食密不可分，尤其是痛风患者高盐、高脂肪、高热量饮食有关。

3.高尿酸血症与高脂血症：血尿酯与甘油三酯值有着显著的正相关关系。甘油三酯值过高，会降低肾脏对尿酸的排泄功能，这就容易导致高尿酸血症。相反地，尿酸过高，肾脏功能受损，甘油三酯数值增高，进而引发高脂血症，对人体健康的伤害同样不容小觑。

4.高尿酸血症与糖尿病：高尿酸血症与糖尿病的发生有着诸多相同的影响因素，比如年龄、肥胖等。人类尿酸值和血糖值一样，随着年龄的增长有着升高的趋势。过高的血尿酸浓度会损害胰岛B细胞，从而诱发糖尿病。有些高尿酸血症患者存在胰岛素抵抗，会加重糖尿病；后期高尿酸血症患者的骨节损伤严重，极易并发糖尿病足。

5.高尿酸血症与痛风性关节炎：血尿酸一旦超出正常范围，便容易形成尿酸盐，也就有可能形成痛风性关节炎，也就是说尿酸盐会随着血液流到下肢的远端，在关节处形成结晶沉积，压迫此处的神经，引起麻木、肿胀不适，久而久之甚至会演变为慢性关节炎。

6.高尿酸血症与肥胖：高尿酸血症与肥胖有着紧密联系。肥胖者爱吃的食物中富含嘌呤，容易引发高尿酸血症；肥胖者身体内囤积了过多的脂肪，易引发高尿酸血症。

高尿酸血症得确诊，用药需谨慎

我们已经知道高尿酸血症是一种不易察觉的疾病，唯有通过体格检查才会被发现。由于高尿酸血症的高发性，很多医疗机构也将血清尿酸的检测纳入常规的体检项目。一旦血尿酸水平高于正常范围，即有可能发展为高尿酸血症。去医院做了相关检查确诊之后再行合理用药，在医生的正确指导下科学地配比、合理服用降低血尿酸的药物，切不可病急乱投医，更不可盲目用药。

出现这些情况立即就医

高尿酸血症不是都会发出危险信号的，多半悄悄地发生，不易被患者自身察觉。为了防患于未然，一旦出现以下几种情况，建议还是得高度重视起来，及时去医院检查，做到早发现、早确诊、早治疗。

◎平时喜欢喝啤酒者、喜欢吃海鲜者、摄入动物蛋白较多者，血清中尿酸值比较高的情况下，最好去医院详查血尿酸含量。

◎肥胖者、高血压患者、高脂血症患者、脂肪肝患者、糖尿病患者、尿路结石患者、肾功能障碍者等，最好定时地去医院检查血尿酸值，建议每3个月检查1次。

◎血清中尿酸值超过535.3微摩尔/升时，不仅要到医院确诊，甚至要考虑采用药物治疗了。

找对医生，做对检查

血尿酸存在波动性，不是一成不变的，所以在日常生活中，我们有必要经常监测血尿酸值，并要反复多次去医院检查确诊，尤其在间歇期更得注意复查。下面我们就来了解一下高尿酸血症的诊断与检查事项。

1.血尿酸检查前的注意事项。

◎抽血当天最好空腹，吃饱后抽血，容易使血尿酸值偏高；禁止饮酒。

◎降尿酸类药物、降血压药物、利尿药物等至少停药5日以上。

◎抽血前避免剧烈活动，比如奔跑、快速爬楼、负重或挑担等，以免使血尿酸升高。

2.挂号，找专家：内分泌科。

3.检查项目（表4-2）。

表4-2　高尿酸血症的检查项目

检查项目	采用方法	判定方法
血尿酸测定	血尿酸氧化酶法	正常值：男性150~380毫摩尔/升，女性100~300毫摩尔/升 高尿酸值：男性大于420毫摩尔/升，女性大于357毫摩尔/升
尿尿酸测定	限制嘌呤饮食5日后，留取24小时尿，用尿酸酶测定尿中尿酸值	若大于1.0毫摩尔/升，则属于尿酸产生过多型高尿酸血症；若小于0.5毫摩尔/升，则属于排泄减少型高尿酸血症
血浆尿嘧啶测定	清晨空腹抽取静脉血，用高效液相色谱仪与紫外检测仪来测定	鉴定核酸代谢状态，准确判断疾病类型，便于临床治疗

检查血尿酸与尿尿酸是判断高尿酸血症的重要方法。血尿酸存在暂时假性正常的情况，故需要加测一个尿尿酸。但是需要注意一点，尿尿酸的测定必须在肾功能正常的情况下进行。

确诊之后，遵医选药

在日常生活中，纠正不良的生活习惯，养成正确的饮食习惯与运动习惯，才能有效地控制高尿酸血症。但并不是所有的高尿酸血症患者都可以不用吃药就能合理地控制病情，若待病情严重就后悔已晚了。当通过饮食与运动疗法已经难以控制病情与并发症时，就该合理运用药物治疗了。目前，降低尿酸的药物主要有两大类：抑制尿酸合成药、排尿酸药（表4-3）。

表4-3 降低尿酸的药物类别

药物类别	代表药物	适应证	注意事项
抑制尿酸合成药	别嘌醇等	1. 尿酸合成过多引起的高尿酸血症 2. 肾功能严重损害使尿酸不能正常排出者 3. 大剂量尿酸排泄促进药无效或过敏或不能耐受者 4. 肾尿酸结石反复形成者 5. 每日尿酸排泄超过590微摩尔/升以上者 6. 继发性骨髓增殖性疾病的高尿酸血症者	1. 从小剂量开始，逐渐增加剂量，以免血尿酸浓度急剧下降而诱发高尿酸血症 2. 定期复查周围血象、肝功能等
排尿酸药	苯溴马隆、丙磺舒、苯磺唑酮等	1. 丙磺舒：促进尿酸的排泄 2. 苯磺唑酮：排尿酸作用加强，但没有消炎作用 3. 苯溴马隆：降低尿酸的功效较强，但有胃肠道副作用	1. 从小剂量开始，逐渐增加剂量，但都不可超过最大值 2. 出现正常副作用，遵医嘱确定是否需要停药

高尿酸血症人群的用药原则及须知

要降低体内的尿酸水平，不仅要促进尿酸的排泄，还要抑制尿酸的生成。但是使用排尿酸或抑制尿酸生成的药物并非人人适用，需遵循一定的用药原则。

1.每年关节炎急性发作2~3次以上，有痛风石、肾功能损害者，即便饮食控制血尿酸值仍大于536微摩尔/升、排尿酸量超过1100毫克的患者，应该服用排尿酸药物。

2.高尿酸血症合并糖尿病、高血压、心脏病等，最好在服用降尿酸药物的同时使用一些降糖药、降压药与利尿药，但合并用药时必须遵医嘱。

3.降尿酸药物与阿司匹林、乙胺丁醇及含铅类药物合用时，若血尿酸下降不是很理想，最好调整药物剂量。

4.高尿酸血症若是出现了关节活动极其困难的情况，最好在用药的同时进行适当的理疗，并坚持运动锻炼，尽快恢复关节功能。

降低尿酸也可使用中药

中草药，大多比西药味道略苦涩，药汁喝起来难以下咽，但良药苦口，很多中草药煎煮或冲泡成药汁，消炎、止痛，甚至降低尿酸的作用特别明显且强大，只是药效发挥得有点慢，但疗效确实是不容小觑的。

1.菊花：减少尿酸的生成——蜂蜜柠檬菊花茶

2.陈皮：和胃理气降尿酸——陈皮炒鸡蛋

3.山楂：消食化积降血脂——山楂糕拌梨丝

4.白茅根：利尿助排尿酸盐——白茅根冬瓜汤

5.玉米须：利尿消肿减尿酸——玉米须山楂茶

6.牛膝：补益肝肾排尿酸——牛膝西芹瘦肉汤

7.威灵仙：缓解高尿酸性疼痛——威灵仙桂圆薏米汤

8.荷叶：降低游离嘌呤量——什锦荷叶蒸饭

9.车前草：利水通淋降尿酸——芹菜车前草汤

10.车前子：通利小便排尿酸——车前子蒸冬瓜

11.地龙：补肾降尿酸——地龙蒸排骨

12.葛根：降脂降糖降尿酸——玉米葛根蛋花汤

13.黄芪：减少尿酸盐的生成——当归黄芪茶

14.杜仲：固肾气来促排酸——杜仲桑寄生茶

15.山慈菇：排泄尿酸抑生成——山慈菇煮鸡蛋

16.秦艽：排尿酸解疼痛——秦艽茯苓汤

17.桑白皮：消肿止痛利尿排酸——桑白皮金钱草汤

18.金钱草：清热祛风利尿排酸——金钱草双花汤

19.海金沙：祛风止痛利尿排毒——海金沙车前子汤

20.薏苡仁：通利小便排泄尿酸——薏苡仁小米汤

21.蚕砂：溶解尿酸缓解疼痛——蚕砂威灵仙汤

22.泽兰：抑制尿酸合成——泽兰当归汤

营养处方，高尿酸被"吃掉"

高尿酸血症或痛风的产生与饮食习惯、饮食方式密不可分，故在日常生活中，若是想要预防与缓解高尿酸血症及痛风引起的不适，首先要做的就是明确饮食原则、调整饮食结构、合理地选择降低尿酸的食物并巧妙地搭配。

合理饮食，稳定尿酸

高尿酸血症是人体嘌呤代谢障碍所导致的，与人们的饮食习惯密切相关。遵循科学合理的饮食原则，可以有效地降低高尿酸血症的发病率，减轻高尿酸血症的痛苦。具体来说，要注意以下饮食原则。

1.减少脂肪的摄入：肥胖是高尿酸血症、高血压及高脂血症的重要原因，故在日常饮食中要尽量减少进食量，避免吃脂肪含量过高的食物，如肥肉、油炸、煎炸类食物，因为脂肪会促进尿酸的潴留，减少尿酸的排泄。日常生活中，应该以米饭、面食作为主食。

2.合理摄入蛋白质：蛋白质可根据体重，按照比例来摄取，1千克体重应摄取0.8~1克的蛋白质，并以牛奶、鸡蛋为主。如果是瘦肉、鸡鸭肉等，应该煮沸后去汤食用，避免吃炖肉或卤肉。

3.饮食清淡，控制盐的摄入：高尿酸血症患者应注意保持清淡的饮食，尤其应当控制盐的摄入。摄入过量的盐，容易引发高血压、水肿、胃癌、心脏疾病等。因此，日常生活中，应该尽量少吃盐，尤其是痛风患者，每天盐的摄入量更应该严格控制在5克以内。

4.多喝水，排泄尿液：每天喝水2000~3000毫升，不仅可以通过尿液排出体内尿酸，还可降低尿液中尿酸的浓度，达到预防尿道结石，缓解高尿酸血症的功效。为了防止夜尿浓缩，晚上也可以适当补充水分。

5.不要饮酒：酒精容易使体内堆积乳酸，抑制尿酸的排出，容易诱发高尿酸血症或痛风。饮用酒精类饮料，同样也会引发高尿酸血症或痛风。酒精可直接加快人体内嘌呤的合成速度，使其产量增加；乙醇还能导致人体乳酸合成增加，从而抑制肾脏排泄尿酸的功能，容易引发泌尿结石。另外，某些酒类在制作过程中会产生大量的嘌呤，对高尿酸血症及痛风患者来说是极为不利的。

6.少喝汤：喝汤算得上是一种滋补方式，但对高尿酸血症患者来说，并非如此，若是喝了一些高嘌呤、高盐的汤品，不但起不到滋补功效，反而会诱发或加重高尿酸血症。在外就餐时就更不能喝一些速溶汤或鲜美的汤菜，不仅盐含量过高，连嘌呤也更容易在高温条件下溶于水中。排骨汤、鸡汤等肉汤中会含有大量的脂肪、胆固醇与嘌呤，也不能多喝。不仅如此，也尽量不要吃汤泡饭，汤面也不要多吃，吃火锅时最好不要喝汤等。总的来说，高尿酸血症患者在外就餐时，不论是菜汤还是肉汤，尽量少喝一些。

7.不要吃海鲜、动物内脏：动物内脏的嘌呤含量高，特别容易引起的高尿酸血症及痛风，因此，高尿酸患者不能多吃，海鲜也得少吃或不吃。

8.多吃些碱性食物：碱性食物含有丰富的钾元素、钠元素、钙元素、镁元素，可有效地增加体内碱含量，升高尿液的pH值，促进尿液中尿酸的溶解，增加尿酸的排出。除了蔬菜与水果是碱性食物之外，海带、紫菜、土豆、地瓜、奶类等也属于碱性食物。

9.多摄入一些高钾食物，比如香蕉、西蓝花、芹菜等，尽可能减少尿酸沉淀，促进尿酸的排泄。

事实上，饮食治疗可使高尿酸血症患者的尿酸水平得到很好的控制，所以要高度重视饮食调节在高尿酸血症患者身上发挥的作用，配合其他治疗方式一起进行，效果更佳。

高能情报站：　　　　　你知道吗？

嘌呤存在于细胞核中，是一切生物细胞的基本成分。几乎所有的生物都含有嘌呤，只是含量不同而已，动物性食品中嘌呤含量较高。而嘌呤含量很高的食物如动物内脏、沙丁鱼、凤尾鱼、小鱼干、牡蛎、蛤蜊、浓肉汤、浓鸡汤、火锅汤等，高尿酸血症患者要避免食用。

高尿酸血症患者每日饮食计划

当人们发现自己的血尿酸值偏高时，首先还是得进行饮食调节。伴有肥胖症的高尿酸血症患者更得控制饮食、减轻体重、降低血尿酸值。根据高尿酸血症患者的饮食原则，专门给您制定了完整的科学的一日膳食配比（图4-1）。

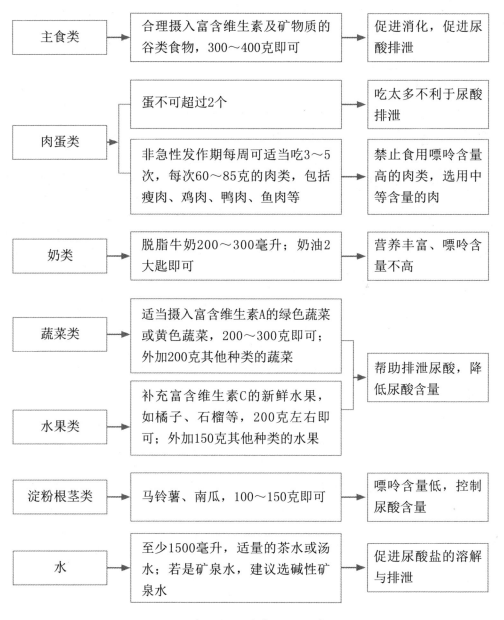

图4-1 高尿酸血症患者的一日膳食配比

天然降尿酸药，营养处方单

❀ 新鲜芦荟汁，镇痛又降糖

> 芦荟汁：芦荟叶片适量。将芦荟叶片切成3~4厘米的小段，放入锅内，倒入适量清水，大火煮沸后改用小火熬煮1小时左右，待锅中水分煎至一半左右，倒出冷却，用纱布过滤后即可饮用。

煎服芦荟叶片属于传统的中药材服用方式，制作方法简单易学，药效相对稳定，特别适合老年人、体弱者。这款新鲜的芦荟汁应该每天喝1杯，分3次饮用。剩余的芦荟汁装入瓶中，置于冰箱内冷藏保存，一般10~15天不会变质。若是觉得口感不太好，可以根据个人喜好添加白砂糖、柠檬汁等。这道营养处方若能长期坚持饮用，不仅可以有效抑制血糖升高，还能改善高尿酸血症及痛风、胃溃疡等病症。

体内代谢出现异常不仅会引起糖尿病，同时还会引发高尿酸血症及痛风。换句话说，糖尿病与高尿酸血症或痛风经常会同时出现。临床上，这类患者除了具有糖尿病主要症状，还表现出关节肿痛、发红等症状。

芦荟具有镇痛与镇静之功，一般在患者疼痛处贴上芦荟鲜叶就可以镇痛，内服芦荟汁则可有效去除痛风之症，尤其善于止痛。芦荟富含芦荟素A、创伤激素及聚糖肽甘露等，有利于抗病毒、促进伤口愈合等，具有抗炎杀菌、清热消肿、止痛镇痛之功，是一种治疗出血性外伤或不出血性外伤的首选，还不用担心会留瘢痕。

芦荟还含有一定量的异柠檬酸钙物质，有利于强心、促进血液循环、软化动脉硬化、降低胆固醇含量、扩张毛细血管等，在辅助治疗痛风的同时，还可保证血液循环畅行无阻，降低体内胆固醇的含量，减轻心脏的负担，平衡血压，清除血液中的"毒素"等，换句话说，经常饮服芦荟汁可帮助糖尿病患者减轻痛苦，还能预防或改善高血压或高脂血症等并发症的出现。

紧急警示牌

芦荟本是热带植物，实热体质者比较适宜食用，而虚寒、阳虚、气虚者，比如畏寒者、体力不足者、活力不够者等，最好不要过多地饮服芦荟汁。

【其他营养处方】

1.珍珠芦荟山药粥：珍珠15克，山药40克，芦荟30克，大米100克。将芦荟去皮、洗净、切小块；珍珠研磨成粉；大米洗净。将大米放入砂锅中，加入适量清水，大火煮开后，小火熬煮，再加入芦荟、珍珠粉、山药等一起熬煮至米烂粥稠即可。晨起空腹温服，每日1剂。本品具有清心安神、养肝明目、生肌美容之功，善治目赤肿痛、目有翳障、神经衰弱、抑郁寡欢、高尿酸血症、痛风等不适。

2.芦荟菠萝汁：芦荟叶片适量，菠萝60克，柠檬汁适量。将芦荟、菠萝处理干净，切成大小适中的块，放入榨汁机中，倒入适量柠檬汁与150毫升冰水，搅打成汁即可饮服。每日1次，分服。经常饮服有利于降低血脂、促进尿酸排泄，适用于糖尿病兼高尿酸血症及痛风患者。

蒸煮玉米粒，通便利尿排尿酸

玉米苦瓜煎蛋饼：玉米粒100克，苦瓜85克，高筋面粉30克，玉米粉15克，鸡蛋液120克，盐少许，胡椒粉、食用油各适量。烧开水，倒入玉米粒，大火煮至断生，再倒入切好的苦瓜片稍煮一会儿，沥干水分；将鸡蛋液倒入碗中，加入苦瓜片、玉米粒、高筋面粉、玉米粉，拌匀，加入盐、胡椒粉快速拌匀制成鸡蛋糊，倒入锅中，中火煎成饼形，盛出，将其切成小块食用。

玉米，性平味甘，入脾、胃经，是一种营养极其丰富的农作物。它所含的嘌呤较低，钾含量却非常高，在一定程度上能够帮助高尿酸血症患者快速地排泄或溶解尿酸；它还含有丰富的膳食纤维、镁元素等，能够促进肠胃蠕动，排出体内的毒素，促进脂肪和胆固醇的排出，对减肥非常有利，进而有效地防治或改善高尿酸血症及通风，就连诸多合并症都有奇效，比如高脂血症、糖尿病、高血压、冠心病等。将玉米与苦瓜搭配，能够增强清热解毒、利尿消肿之功，可以有效地缓解或辅助治疗湿毒壅盛型高尿酸血症及痛风性关节炎等不适。另外，将玉米蒸煮的烹饪方式能最大限度地激发玉米的抗氧化活性，更有利于高尿酸血症及痛风患者吸收其中的营养物质。

紧急警示牌

腹泻、胃胀、胃肠功能欠佳者一次不可多吃。

【其他营养处方】

1.玉米双瓜汤：苦瓜、玉米各半个，南瓜150克，盐适量。将所有材料洗净，玉米切断，苦瓜和南瓜分别切成块。将处理好的材料放入适量的清水锅中，煮至材料软烂即可用盐调味。佐餐食用，隔日1剂。本品具有清热解毒、利尿消肿、养胃健脾之功，有利于降低体内胆固醇含量，并促进尿酸的排泄，可有效地降低血脂与血尿酸值。

2.松仁玉米：玉米半根，松仁50克，鸡蛋1个，蜂蜜少许，干淀粉、盐各适量。将玉米剥粒，置于沸水锅中煮熟，捞出，沥干水分，备用；鸡蛋取蛋清，打散。将玉米粒、蜂蜜、鸡蛋清、干淀粉混合均匀；热油锅，放入松仁炸至微黄，备用。锅内留底油，倒入玉米粒、松仁，快速翻炒至熟，加入盐调味即可。这道菜中的玉米富含粗纤维、松仁富含脂肪油，有利于加快肠蠕动，从而预防或改善高血脂与高尿酸不适。此外，松仁还富含钙质，可有效防治高尿酸血症及痛风症。

海带属碱性，促进尿酸的代谢

姜黄海带粥：姜黄2克，海带丝10克，粳米100克。将姜黄洗净，放入锅内，加入适量清水，大火煮沸后改用小火煎煮10分钟，去渣留汁，加入海带丝、粳米一起煮粥，待粥将成时加入盐调味即可。

海带，性寒味咸，入肝、肺、肾、胃经，属于碱性食物，是不可多得的祛风海产品。海带含有丰富的钾元素、膳食纤维，可有效改善人体的酸性体质，促进尿酸的排出，积极缓解并辅助治疗高尿酸血症及痛风等不适。海带还富含钙质，有助于补钙、消肿、祛湿等，适用于糖尿病、缺钙、水肿、高尿酸血症及痛风、脚气患者。将海带煮成粥，佐餐食用，每日1次，每周2次，长期坚持，可清热行水，排出体内多余的尿酸。

紧急警示牌

为了保存海带的有效成分，又避免甘露醇与维生素的流失，最好先将其洗净、浸泡之后再做汤或粥。

 【其他营养处方】

白菜海带豆腐汤：白菜200克，海带结80克，豆腐50克，高汤、盐各适量，香菜少许。将白菜洗净，撕成小块；海带结洗净；豆腐洗净，切块。热油锅，加入高汤，下入白菜、豆腐、海带结，大火煮沸后改用小火慢炖，调入盐，撒上香菜即可。佐餐食用，每日1次。本品可促进排尿，有效地改善高尿酸血症。

 丝瓜蒸或煮，排尿缓解并发症

湘味蒸丝瓜：丝瓜350克，水发粉丝150克，剁椒50克，蒜末、姜末、葱花各适量，料酒、耗油、白糖等各少许。将丝瓜洗净去皮后切成段。热油锅，倒入姜末、蒜末、剁椒爆炒，倒入料酒、白糖、耗油，添入适量清水，炒一下，将酱汁倒出，直接倒在丝瓜段上，入蒸锅，放入粉丝，盖盖，中火蒸约10分钟，撒上葱花即可。

丝瓜性凉味甘，入肝经与胃经，是夏季清凉排毒之物。丝瓜富含钙、磷、钾等矿物质以及皂苷类物质，属于低热量、低脂肪、低糖、低嘌呤之物，又可以溶解尿酸盐，从而有效地防止其沉淀。将丝瓜与粉丝搭配在一起，能够积极地调节体内酸碱平衡，缓解高尿酸血症及痛风等不适。若是将丝瓜与肉末、面条等搭配，营养互补，更加适合营养不良、体质虚弱的高尿酸血症患者。

 【*其他营养处方*】

丝瓜香菇汤：丝瓜100克，香菇25克，葱适量，盐少许。将丝瓜去皮及瓤，切片；香菇入清水中浸泡，捞出，挤干水分，切丝；葱洗净，切成葱花。热油锅，炒香香菇丝，倒入清水，大火煮沸，加入丝瓜片稍煮，加入盐调味，撒上葱花煮熟即可。丝瓜营养丰富且口感软滑，与香菇搭配，香气四溢，有利于促进钙质的吸收，进而缓解高尿酸病情。

紧急警示牌

脾胃阳虚、大便溏泄者慎食。

其他降尿酸食物及营养处方总汇

【谷、豆、薯类】

大米：低嘌呤高能量——铁观音泡大米饭

小麦：促进尿酸排出——山药小麦粥

荞麦：减少尿酸的沉淀——苦瓜荞麦饭

高粱：低嘌呤补充能量——山楂高粱粥

红薯：维持酸碱平衡——红薯腊肠焖饭

土豆：通便排毒补能量——草莓土豆泥

芋头：通便解毒排尿酸——剁椒蒸香芋

【蔬菜类】

白菜：碱化尿液促排酸——鱼胶白菜卷

空心菜：消肿解毒排毒素——红椒炒空心菜

苋菜：缓解痛风减肥胖——苋菜饺子

芹菜：促进尿中尿酸的溶解——酸枣仁芹菜蒸鸡蛋

西葫芦：消肿散结防结石——西葫芦炒鸡蛋

苦瓜：清热解毒排尿酸——苦瓜玉米蛋盅

黄瓜：清热解毒利小便——土豆黄瓜饼

冬瓜：利尿消肿排尿酸——果味冬瓜

南瓜：促进尿酸代谢——腊肉南瓜盅

茄子：清热利尿可止痛——口味茄子煲

洋葱：降脂降压降尿酸——洋葱拌西红柿

莴笋：消炎镇痛降尿酸——莴笋叶炒饭

【菌、菇、藻类】

黑木耳：清胃涤肠排尿酸——黑木耳炒百叶

银耳：抑制血管平滑肌收缩——银耳椰子盅

【水果类】

橙子：降脂降压促代谢——盐蒸橙子

菠萝：促进尿酸盐代谢——山楂菠萝炒牛肉

哈密瓜：抑制血管平滑肌收缩——马蹄银耳哈密瓜

马蹄：清热解毒促代谢——丝瓜马蹄炒木耳

柠檬：促进尿酸盐排出——柠檬冬瓜

【其他类】

鸡蛋：低嘌呤可食用——芹菜马蹄鸡蛋饼

鸭蛋：清热补血促代谢——生地黄鸭蛋炖肉

海蜇皮：软坚消积结石通——老虎菜拌海蜇皮

豆腐干：补充蛋白质促排尿——彩椒拌豆腐干

特色药汁，辅助降尿酸

中医药学历史悠久、疗效显著，对现代人养生与祛病都有着极高的古学今用的效果。对于那些没有症状表现的高尿酸血症患者来说，主要就是长期代谢出现了问题，可以采用简单的饮食控制来观察血尿酸值的变化情况。此外，一些中草药配制的汤药或汤汁也能发挥排酸降酸的功效。

❀ 马齿苋葛根茶——清热利小便，排酸又降酸

> 马齿苋5克，葛根10克，茯苓少许。将马齿苋、葛根、茯苓分别清洗干净，倒入锅内，加入适量清水，大火煮沸后改用小火熬成汤汁，过滤取汁。

马齿苋性寒，质地很柔滑，药力比较和缓，擅长于清热、解毒等，多用于夏秋之交，是湿热强盛时节的保健佳品。与葛根、茯苓搭配在一起，利尿排毒功效更好，不仅能够改善小便不利等问题，还可有效地促进尿酸的排出，抑制尿酸的生成等，从而积极地改善高尿酸血症及痛风不适。

 【茶方·变变变】

马齿苋葛根双花茶：马齿苋、葛根、茯苓、菊花、百合各5克。将上述材料倒入锅内，加入适量清水，大火煮沸后改用小火慢煮，煮约10分钟即可。

❀ 薏米百合茶——通络泻毒，利尿排酸

> 薏米5克，百合18克，冰糖适量。将薏米与百合洗净，倒入锅内，加入500毫升清水，大火煮沸后改用小火慢煮，30分钟左右，加入冰糖煮化即可。

百合性平，味甘、微苦；归心、肺经，具有利尿通淋、清肺止咳之功效，对于高尿酸血症及痛风缓解期均有强大的辅助治疗功效。而且，百合含有秋水仙碱，可有效地促进尿酸的排泄，改善高尿酸血症。

 【茶方·变变变】

白芨百合梅蜜茶：白芨3克，百合5克，莱菔子6克，乌梅10克，蜂蜜5克。将白芨、百合、莱菔子、乌梅一起倒入砂锅内，加入适量清水，大火煮沸后改用小火慢煮，煮约40分钟即可，待温热后加入蜂蜜拌匀调味即可。早晚各服1次。

外治古方，降尿酸找中医

运用外治法来降低尿酸，进一步改善并辅助治疗高尿酸血症及痛风等疾患，安全可靠，虽效果不如吃药或打针，但不良反应相对较小，尤其对肝、肾功能的影响相对较小，而且其疗效也属于长效型的，非一时半会儿就能体现出来的。治病绝非易事，也不能急于求成，立竿见影的效果有时并不比持久战的效果真实可靠。

穴位按摩来降尿酸

嘌呤在肝脏代谢中产生尿酸，尿酸的主要排泄通道是肾脏，所以肾脏的健康状况，对尿酸是否在体内堆积发挥着至关重要的作用。要促进尿酸排出，肾脏就是关键的关键，所以日常生活中，我们有必要经常按摩有利于保护肾脏、增强肾脏功能的穴位，比如阳陵泉穴、昆仑穴、太冲穴、肾俞穴等。

阳陵泉穴，清热化湿还祛瘀

1.按揉阳陵泉穴：用手指指腹按揉阳陵泉穴3~5分钟，力度适中，手法连贯，至局部感觉胀痛即可，每日1次。

2.刮痧阳陵泉穴：用刮痧板的边缘刮拭阳陵泉穴，力度适中，以局部皮肤潮红出痧为宜。隔天1次。

阳陵泉穴是人体的一味"大药"，有调和肝脾、强健腰膝、治疗神志病症等功效。此穴为胆经之合穴，善治胆囊病，对口苦之症有特效；该穴还为筋之会穴，又称为"筋会"，一切筋的毛病（如肩周炎、落枕、膝关节炎、腰扭伤及其他软组织损伤等）都可以通过刺激阳陵泉穴来改善。故高尿酸血症引起的一些关节疼痛或肿胀也可以找阳陵泉穴来帮忙，刺激阳陵泉穴不仅可以有效地降低尿酸、改善高尿酸血症，还能积极地防治高尿酸血症引起的肩痛、膝盖疼痛等不适。

大家可以选择沙发、床、椅子等舒适的位置坐下，双腿伸展或与地面垂直都可，然后找到小腿外侧的阳陵泉穴，用力敲打，每敲打4下算1次。

【定位取穴】在小腿外侧，腓骨头前下方凹陷处。

【穴位配伍】

◎搭配环跳穴与委中穴，有利于活血通络、疏通经脉，可缓解半身不遂、下肢痹痛等不适。

◎搭配风市穴与悬钟穴，有利于祛风除湿、通络止痛等，可缓解高尿酸血症引起的骨节痹痛等不适。

◎搭配三阴交穴，有利于补肾健脾，增强尿酸排泄功效，缓解高尿酸血症不适。

👤 其他穴位按摩来降压

【定位取穴】

昆仑穴：在踝区，外踝尖与跟腱的凹陷处。侧坐，在外踝尖与脚踝后的大筋之间的凹陷即是。

膻中穴：位于人体胸部，在前正中线上，两乳头的正中间处。

内关穴：在前臂掌侧，腕掌侧远端横纹上2寸。伸胳膊掌心朝上，腕微屈，从腕横纹上量约2横指处。

复溜穴：在小腿内侧，跟腱的前方，太溪穴直上2寸。端坐，取太溪穴（足内侧，内踝后方与脚跟骨筋腱之间的凹陷处），再向上量约2横指。

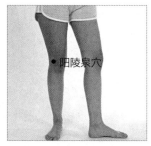

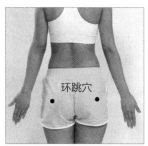

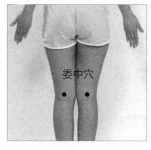

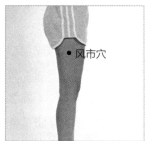

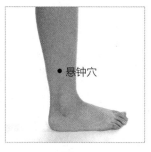

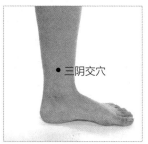

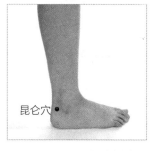

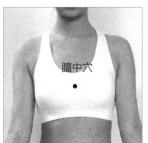

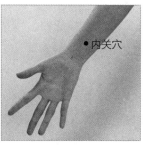

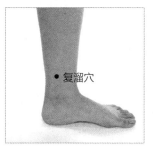

太冲穴：位于人体足背的第1、第2跖骨结合部前方的凹陷处。

命门穴：在腰部的后正中线上，第2腰椎棘突下的凹陷处。端坐，先取第4腰椎棘突，再向上数2个椎体，在棘突下缘的凹陷处。

足三里穴：在小腿外侧，犊鼻穴下3寸。端坐后屈膝，取犊鼻穴（屈膝，在膝部，髌骨与髌韧带外侧凹陷中），在犊鼻穴向下4横指处。

悬钟穴：在小腿外侧，外踝尖上3寸，腓骨前缘。端坐，从外踝尖向上4横指处，腓骨前缘。

合谷穴：在手背的第1、第2掌骨之间，第2掌骨桡侧的中点处。

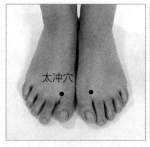
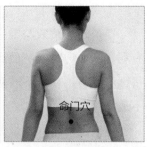
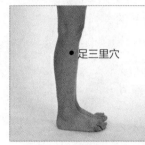
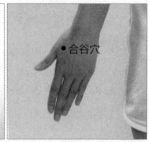
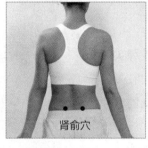
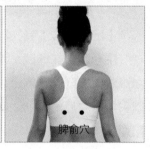

脾俞穴：在背部，第11胸椎棘突下，后正中线旁开1.5寸处。

肾俞穴：在腰部，第2腰椎棘突下，后正中线旁开1.5寸。

【按摩步骤】

1.圆珠笔点按昆仑穴，至局部产生酸胀感即可。

2.被按摩者平躺，按摩者用拇指顺时针方向和逆时针方向交替画圈按揉其膻中穴。

3.拇指指腹重力按压内关穴。

4.被按摩者仰卧，按摩者的食指屈曲，以指背按揉足三里穴2～3分钟。用力不可过大，局部有酸胀感，并向下放射为宜。

5.以一手拇指指腹着力于悬钟穴，先顺时针方向后逆时针方向分别按压1～2分钟。

6.双手叉腰，以拇指指尖用力向下按压肾俞穴，力度不宜过大。

7.被按摩者俯卧，按摩者拇指指腹轻轻按揉其命门穴，至局部微红即可。

8.被按摩者俯卧，按摩者双手拇指指端分别按压两侧的肾俞穴和脾俞穴。

反射区按摩来降尿酸

足部囊括不少反射区，主要分布在足底、足背、足部两侧等位置，这其中当然也包括一些有利于降低尿酸、缓解疼痛的反射区。反射区按摩降低尿酸原理与穴位按摩相似。那么，到底哪些反射区具有固肾脏、排泄尿、降尿酸等功效呢？

🧍 肾反射区，固肾强筋骨

1.顶压肾反射区：采用单手食指扣拳法用力顶压肾反射区2~5分钟，至局部感觉酸痛为宜。

2.按揉肾反射区：用拇指指腹顺时针方向或逆时针方向按揉肾反射区2分钟左右，至局部感觉胀痛为宜。

要想降低尿酸，首先就得固肾气、补肾虚，与之息息相关的足底反射区当属肾反射区。肾反射区是辅助治疗腰腿疾患的重要穴位，且与肾功能有着紧密的联系。而因高尿酸血症引发的关节炎不适主要表现就是腰腿疼痛、强直等，说白了就是按揉肾反射区能够发挥固肾强筋之功，促进小便，排出尿酸，改善高尿酸血症，缓解关节不适，改善腰腿疾患等。另外，肾反射区还可在一定程度上发挥温补元阳之功，在补肾培元的基础上起到强腰膝、补筋骨之功，尤其善于治疗高尿酸血症引起的下肢软弱无力、腰膝疼痛等，对肾虚型、寒湿型痛风均有一定的辅助治疗功效。

在做完一套按摩肾反射区之后，建议用刮痧板侧边重点刮拭肾反射区，坚持1~2分钟，力度由轻渐重，再转向轻，手法还得连贯些，可以不用出痧，每天1次，长期坚持，有利于温壮元阳，改善高尿酸血症引起的痛风不适。

【定位取穴】位于双脚脚掌第2跖骨下端与第3跖骨下端的关节处，足底中央"人"字形交叉偏下的凹陷处。

【穴位配伍】

◎搭配脾脏反射区（位于左足底第四、五跖骨之间，距心脏反射区正下方一横指），补肾健脾，有利于降低尿酸，改善肾虚脾虚引起的高尿酸血症等问题。

◎搭配脚后根内侧根部，有利于腿部毒素的快速排出，改善肾虚水肿、高尿酸血症等问题。

◎搭配敲打膀胱反射区，有利于排出尿液，促进尿酸的排泄，进而控制尿酸值，稳定高尿酸血症的病情等。

其他反射区按摩来降血尿酸

【定位取穴】

◎肾上腺反射区：位于足底中央部"人"字形交叉点凹陷处。

◎十二指肠反射区：位于第一跖骨的基底部。

◎输尿管反射区：位于足底肾反射区至膀胱反射区连成的斜线型条状区域。

◎膀胱反射区：位于足底内侧舟骨下方拇展肌之侧约45°处。

◎脑垂体反射区：位于足底双拇趾趾腹的中间偏内侧（在脑反射区深处）。

◎胃反射区：位于双足底第一跖趾关节后方约一横指幅宽。

【按摩步骤】

1.食指扣拳顶压肾、膀胱反射区各50次，局部胀痛为宜。

2.拇指指腹推按输尿管反射区50次。

3.食指扣拳顶压脑垂体、十二指肠、肾上腺反射区各50次。

4.食指扣拳顶压胃反射区50次。

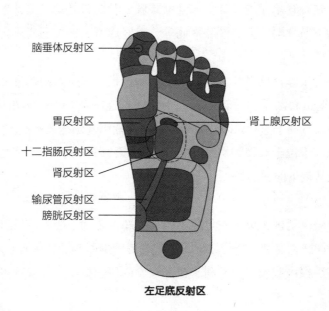

左足底反射区

药物贴敷来降尿酸

中医认为，要治疗高尿酸血症引起的各种不适，最好的办法就是补肾。所以，在吃药治疗的基础上，不妨试试补肾驱寒、通络止痛、祛风除湿的脐贴方。

杜仲贴一贴，尿酸降得快

杜仲双活贴：川乌、草乌、川芎、枳壳各30克，寻骨风、干姜、桂枝、吴茱萸各15克，杜仲、羌活、独活各60克，制马钱子10克。

杜仲是一味固护肾气且强筋健骨的良药，性温味甘，入肝、肾经，具有补肝肾、强筋骨之功，主治肾虚腰痛、筋骨无力、足膝软弱、腰背酸痛等不适。加入活血通络、祛风除湿的中草药，在降低尿酸、缓解足膝疼痛的同时还能辅助治疗高尿酸血症引起的高血压、痛风等病症。

【选取穴位】神阙穴（位于脐窝正中，即肚脐）。

【操作指南】将上述药物一起研磨成细粉末，调和均匀。治疗时，取30克药末，加入生姜汁或白酒调和成糊状，直接贴敷于肚脐之上，上面覆盖纱布，用胶布固定即可。

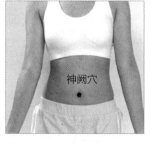

神阙穴

用热水袋熨之，5分钟左右取下热水袋，6~10小时后取下药物即可。

【用法提醒】每隔3日换药1次，10次为1个疗程。

紧急警示牌

杜仲性温，阴虚火旺者禁止使用上述贴敷方！

【搭配治疗】加贴内膝眼穴（取坐位，屈膝，下肢用力蹬直时，在膝盖下面内边的一凹陷）、犊鼻穴（又称"外膝眼穴"，取坐位，屈膝成135°，先找到髌骨下缘，再找到髌韧带外侧凹陷）、委中穴（取俯

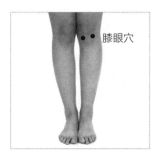

膝眼穴

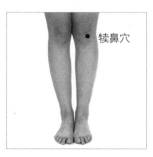

犊鼻穴

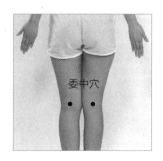

委中穴

卧位，稍屈膝，在膝关节后面，股二头肌肌腱和半腱肌肌腱的中间），效果更佳。

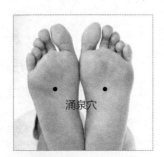
涌泉穴

👤 其他药物贴敷降尿酸

【定位取穴】

涌泉穴：位于人体足底部。将脚趾自然向下蜷曲，足前部凹陷处。

神阙穴：肚脐，位于脐窝正中。

腰眼穴：在腰部，横向与第4腰椎棘突齐平，后正中线旁开约3.5寸凹陷处。端坐，在腰部，髂前上棘与后正中线的交点处，后正中线旁开3.5寸凹陷处。

腰阳关穴：端坐，在腰部，后正中线上，第4腰椎棘突下的凹陷处。

气海穴：在下腹部，肚脐下1.5寸。仰卧，在神阙穴（即肚脐）与关元穴连线的中点处。

肾俞穴：在腰部，第2腰椎棘突下，后正中线旁开1.5寸。端坐，在第2腰椎上引一垂线，再从肩胛骨内侧缘引一垂线，在两条垂线间的中点处。

复溜穴：在小腿内侧，跟腱的前方，太溪穴直上2寸。端坐，取太溪穴，再向上量约2横指。

中极穴：在下腹部，前正中线上，肚脐向下4寸。仰卧，将耻骨联合上缘的中点和肚脐的连线五等分，在由下向上的1/5处。

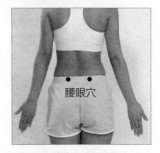
腰眼穴

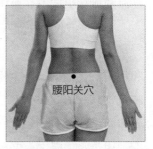
腰阳关穴

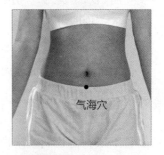
气海穴

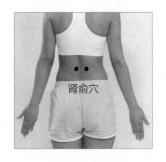
肾俞穴

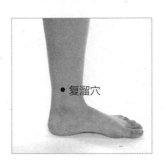
复溜穴

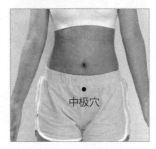
中极穴

【贴敷方子】

1.透骨草贴：透骨草、秦艽、附子、木香、炒吴茱萸、防风、蛇床子各15克，肉桂6克。将上述药材一起研磨成细粉末，过筛，倒入生姜汁调成糊状，贴敷于神阙穴之上，盖上纱布，用胶布固定即可。每日换药1次，10日为1个疗程。

2.乌草脚底贴：草乌、骨碎补、桑寄生、怀牛膝、伸筋草、威灵仙、麻黄、桂枝、生姜、细辛、当归、甘草、白芍各15克。将上述药物一起研磨成细粉末，倒入适量温开水调和成糊状，直接贴敷于涌泉穴之上，用纱布覆盖，用胶布固定即可。每日换药1次，10日为1个疗程。

3.地骨皮寻骨风贴：地骨皮、蚕沙、皮杖、秦艽、寻骨风、青风藤各20克。将上述药物一起研磨成细粉末，倒入白酒调和成糊状，直接贴敷于腰眼穴，用纱布覆盖，用胶布固定即可。每日换药1次，10日为1个疗程。

4.柏枝松毛贴：柏枝尖、松毛心各10克，生大附子、肉桂粉各5克，黄丹、铅粉各8克，香油适量。将香油倒入锅中烧沸，倒入柏枝尖、松毛心、附子熬枯，去渣，再加入肉桂粉、黄丹、铅粉不断搅拌，至滴水成珠时倒入瓦罐内，再浸入冷水中制成膏状即可。治疗时取适量药膏，温化，先将布放在肚脐上，再倒入药膏即可。每隔3日换药1次。

5.蒜椒双子贴：韭菜子、蛇床子、附子、官桂各30克，独头蒜500克，川椒90克，香油适量。将韭菜子、蛇床子、附子、官桂、川椒倒入香油中浸泡10日左右，熬枯，去渣，再加入捣烂的独头蒜调和均匀，并搓成如黄豆大小的药丸。取1粒药丸填入肚脐内，外贴韭蛇膏即可。每隔3日换药1次。

6.双乌肉桂贴：川乌、草乌、北细辛、上肉桂、甘松根、麻黄、延胡索、千年健、透骨草、秦艽各15克，蜈蚣5条。将上述药物一起研磨成细粉末，调和均匀，倒入生姜汁或白酒调和成膏状，外敷于腰阳关穴之上，盖上纱布，用胶布固定即可。每日换药1次，10日为1个疗程。

7.当归散：防风、当归、独活、藁本、荆芥穗、牡荆叶各30克。将上述药物研磨为粗末，加入盐一起炒热，装入袋子内，待温度适宜即可热敷复溜穴。每次坚持热敷20分钟，10日为1个疗程。

8.头葛贴：川乌头150克，野葛、莽草各500克。上药切细，拌匀，3日后用猪油2500克与药物一起入锅，小火煎煮，待乌头色焦黄为宜，用纱布过滤药渣，热敷在涌泉穴之上。每日换药1次，10日为1疗程。

药浴也降尿酸

不论是中药内服还是外用，对高尿酸血症患者来说，最重要的还是补肾，理顺肾气、温补肾阳，积极有效地增强肾脏功能，方能顺利排泄尿酸，降低血尿酸浓度，改善高尿酸血症及其并发症引起的各种不适，甚至对关节疼痛、活动不利等问题也有一定的辅助治疗功效。既然如此，单纯性的高尿酸血症患者不妨试试中草药足浴来降低血尿酸值，减轻痛风带来的折磨。

浮小麦熬成汤，补益肝肾排尿酸

黑杞小麦足浴汤：黑豆、浮小麦各20克，枸杞5克。将3味药材加水煎汁，煎好后去渣留汁倒入足浴器中，先熏蒸双足，待温度适宜后泡脚。每日1次，每次20分钟，10日为1疗程。

浮小麦，就是日常生活中淘洗小麦时浮在水面上的那一层东西。中医认为，浮小麦性凉、味甘，补益肝肾、除热安神。日常生活中，尤其在炎炎夏日，人们若是多食用些浮小麦熬煮的汤汁，有利于排出体内的代谢废物，包括尿酸，对高尿酸血症有一定的改善功效。加入枸杞之后，增强了补益肝肾的功效，对肝肾亏虚型高尿酸血症有积极的辅助治疗功效。加入黑豆之后，补肾的同时还起到了滋阴功效，可通利下焦、排毒消肿，有利于降低尿酸，有效地减轻高尿酸血症及痛风引起的关节不适。

其他药浴来降尿酸

1.甘草苦参汤：甘草10克，明矾30克，黄精30克，大黄30克，蛇床子30克，苦参30克。将以上药材与适量清水入锅煎煮半小时，倒入盆中，待温热时足浴即可。每天1次，每次20分钟，7天为1个疗程。有利于清热、利尿、排酸。

2.五枝汤：桑枝、槐枝、椿枝、桃枝、柳枝各30克。上述药物研磨，加入锅中，倒入适量清水，大火煮至沸腾后再改用小火煎煮20分钟左右，过滤取汁，淋浴使用即可。通利小便、祛风宣痹、排泄尿酸。

3.大黄黄柏足浴方：大黄30克，黄芩30克，黄柏30克，黄连30克。将以上药材入锅加水煎煮半小时，倒入盆中，待温热时足浴即可。清热通淋排酸。

简单小运动，随时降尿酸

饮食营养是人体摄取能量的过程，运动则可帮助人体消耗能量。人体运动时，肌肉里的糖原被消耗掉，随着运动的持续进行，血液中的葡萄糖也会被肌肉慢慢吸收并消耗掉，接下来才开始消耗脂肪组织内的游离脂肪酸。换句话说，高尿酸血症患者坚持体育锻炼，不仅可以减轻体重，使身材恢复标准或者理想状态，还能使血尿酸值逐步下降。另外，在运动过程中，机体的防御能力增强，体质增强，对缓解关节疼痛，防止关节挛缩、肌肉萎缩等皆有好处，有利于预防高尿酸血症引起的痛风不适。

医学已经证明，高尿酸血症与糖尿病、冠心病、高脂血症、肥胖症一样，都与胰岛素抵抗有着密切联系。正因为如此，这些与代谢相关的疾病又叫做"胰岛素抵抗综合征"。有这类疾病的患者，若是能够长期坚持运动，既可增加细胞对胰岛素的感受力，其患病风险大大降低，还能改善血液循环，降低血液中脂类物质的含量，减少内脏中的脂肪含量，同时增加对人体有益的高密度脂蛋白的含量，减少代谢综合征的危险因素，也就可以降低尿酸，改善并有效预防高尿酸血症的发生。

对于患有代谢性疾病的患者来说，选择一项能够长期坚持的运动好处很多。所以，高尿酸血症患者最好能够给自己定下一个合理可行且能够长期坚持下去的运动计划，并找一些自己感兴趣的运动项目，培养自己运动的兴趣并养成习惯。

高尿酸血症患者适宜做的运动

运动分有氧运动和无氧运动两种。有氧运动即通过有效呼吸来产生热能的运动，比如走步、慢跑、长距离慢速游泳、骑自行车、跳舞、打太极拳等，这些运动具备两个特点，即强度较低、时间较长。有氧运动，耗时长，不仅能够消耗糖类，还能燃烧多余的脂肪。可见，高尿酸血症患者最好坚持进行有氧运动。

1.选择合适的运动：不仅要根据自身能力进行相应的运动，还得根据自身的兴趣选择自己喜欢的运动。要知道，一些老年人或体力较差的人即使步行15分钟都会很困难，所以，选择运动疗法来抑制尿酸的升高时，切记"只选对的，不选超标的"，适合自己的体力才是好的运动。另外，兴趣是最好的老师，选择自己喜欢的运动才能坚持下去，否则可能会半途而废，达不到控制尿酸的目的。

2.运动强度把握好：高尿酸血症患者刚开始运动时，最好不要盲目追求高强度、高难度的运动项目，否则容易导致身心俱疲、骨折、关节受损等。不论是运动方式，还是运动强度都得量力而行，都得以自己的能力为前提。打个比方，步行时最好以自己平时的速度进行，等到出了点汗，但觉得很舒服时，就说明达到了合理的运动强度。日复一日之后，患者可以根据自己的情况适当加快速度，一旦感觉有点累就得适当休息。长期坚持下去，患者就能很好地把握住运动强度了。不同年龄段高尿酸血症患者的运动强度，见表4-4。

表4-4　适合高尿酸血症患者的运动强度

年龄段	平时不怎么运动的人	平时参加运动的人
20~29岁	大约110次/分	大约125次/分
30~39岁	大约110次/分	大约120次/分
40~49岁	大约100次/分	大约115次/分
50~59岁	大约100次/分	大约110次/分
60~69岁	大约90次/分	大约100次/分

我们根据表4-4可以大致判断自己的运动是否充分，也可以随时调整运动方式与持续时间。但是在运动过程中一旦出现不舒服的感觉，还是得停下来好好数一数脉搏，审视一下自己的运动强度是不是太大了。

有利于降低尿酸的小动作

除了有氧运动，生活中一些简单的小动作，如伸腰、做关节运动……都有可能会降低血尿酸值，而且不受时间与地点的限制，随时随地都可以进行，操作性强，难度低，效果也十分明显。

1.指关节操

【动起来】握拳与手指伸开交替进行。

【注意啦】握拳时手里可以拿一根木棍，手指伸开时可以将手掌与手指平贴在桌面，或者两手用力合掌。重复活动20~30次。

2.肘关节操

【动起来】手掌向上，两手臂向前平举，迅速握拳并屈曲手臂，使拳达肩，再迅速伸掌、伸直手肘，至两臂向两侧平举。

【注意啦】每个动作重复活动10~15次，每次反复做2~3遍。

3.肩关节操

【动起来】一手臂由上从颈部伸向后背，手指触摸背部，同时另一手臂从侧方伸向背部并触摸背部。

【注意啦】尽量用两手手指来触摸背部。每个动作重复活动10~15次，每次反复做2~3遍。

4.踝关节操

【动起来】端坐，踝关节分别开始做屈曲、伸展及两侧旋转运动。

【注意啦】每个动作重复活动10~15次，每次反复做2~3遍。

5.踮脚行走

【动起来】背部挺直，前胸挺起，提臀，同时提起脚跟，用前脚掌行走。反复练习，每日坚持行走约100步。行走时身体应完全处于放松状态，有节奏的呼吸。

【注意啦】老年人练习踮脚行走时要注意安全，避免站不稳而摔倒；兼有严重的骨质疏松者最好不要轻易练习。

6.金鸡独立

【动起来】两眼微闭，两手自然放在身体两侧，任意抬起一只脚，没有时间限制。

【注意啦】中途千万别睁开眼睛，否则身体会失去平衡而站不稳。重心下沉以支撑脚，对侧手牵引着对侧膝盖抬起，同侧手下按至同侧胯，对侧手放在脸前面，双眼直视前方远处。刚开始练习时身体难免会摇晃，多练习几次就会稳了。

前4个小动作与关节疼痛息息相关，经常坚持运动，有利于促进血液循环，改善血液流通不畅的问题，同时通利小便，积极地排汇并降低尿酸，改善高尿酸血症及痛风不适。后2个小动作与行肾气、补肾阳、泻肾火有关，甚至连脾阳都得到了充实，引血下行，有利于通利下焦，促进排尿与排毒，积极地降低血尿酸值，缓解高尿酸血症与痛风带来的关节不适。

生活细节多注意，尿酸不易高

生活方式不正确，很容易患上高尿酸血症，故我们需要养成科学的生活方式，平时多留心生活小细节，有利于有效预防高尿酸血症。高尿酸血症若是得不到及时的治疗，生活方式稍不重视，高尿酸血症极有可能会演变为痛风及痛风性肾病、肾衰竭等。生活方式合理，多注意些生活细节，还可促进尿酸排泄，缓解并改善高尿酸血症。

早睡不晚睡，尿酸稳定

日常生活中，要尽量避免过度劳累，应保证作息规律，做到劳逸结合，坚持早睡，拒绝晚睡，确保睡眠充足，这样既可以使各组织与脏器发挥出良好的生理功能，还能保证体内顺利代谢并排出尿酸等废物，起到预防与缓解高尿酸血症的作用。

高能情报站： 改善睡眠有奇招

1.营造舒适的睡眠环境：尽可能创造一个安静、舒心的睡眠环境，室内不宜过干，也不宜太过封闭。过于干燥的空气会使鼻道收缩从而产生不适感。而过于封闭的睡眠环境，会导致室内空气污浊，同样会影响睡眠。此外，卧室的温度不宜过高。

2.睡觉最好"头北脚南"：地球是个大磁场，人们在睡觉时"头北脚南"，人体内的细胞电流方向会与地球磁力线方向保持一致，这样气血运行便可顺畅，代谢降低，能量消耗减少，从而有利于加深睡眠深度、提高睡眠质量，从而保证肝脏的健康。

3.枕边放点洋葱，安神不失眠：晚上若是睡不着或睡不香，可以取适量洋葱，洗净后捣烂，然后装入小瓶内，密封，睡前打开盖，闻其气味，10分钟左右即可帮助入眠，坚持使用10天至1个月左右，可明显提高睡眠质量。

一定戒掉啤酒

高尿酸血症患者不宜喝酒，尤其是啤酒，喝点红酒还是可以的。啤酒本身的嘌呤含量并不是很高，但其中含有某种容易转变为嘌呤的物质，如鸟苷酸等，它进入人体代谢系统之后，就会变成绝对的高嘌呤食物。这时，酒精开始在肝脏解毒，促进了核苷在肝脏的分解代谢，同样会增加尿酸的含量。

很明显，酒精进入人体新陈代谢系统之后，经过代谢转化为乳酸，大量饮酒，产生的乳酸容易在体内大量堆积，阻碍尿酸从肾脏排泄。更有甚者，肾小管还会受到酒精的损伤，导致肾小管功能受损，尿酸排泄减少，血液中尿酸增高。

每日喝水不多也不少

对于高尿酸血症患者来说，多喝水，能够增加尿量，可以促进尿酸的排泄，有利于缓解病情。但高尿酸血症患者每天应该喝多少水才合适呢？专家认为，大约70%的尿酸会通过肾脏排出，所以多喝水确实能够保证尿酸的大量排出，同时有利于稀释尿液，减少尿路结石的形成。正常人一般情况下每日尿量应达到500~1500毫升，高尿酸血症患者应在此基础上多增加一些尿量，帮助排出更多的尿酸。一般人临睡前最好不要喝太多水，以免影响夜间睡眠。但高尿酸血症患者睡前或半夜应该适当喝一些水，避免尿液浓缩。

准确地说，高尿酸血症患者可根据自己的尿量来调节饮水量，尿量则可使用量杯来掌握，并根据气候变化与生活习惯等来调整每日的饮水量。但是，高尿酸血症合并肾功能不全或水肿时，不宜过量饮水，以免造成水中毒、水肿等不适。当然，高尿酸血症患者不能只靠多喝水来增加尿量，毕竟这样降低血尿酸的能力还是有限的，症状比较明显者还是要使用药物治疗。

冬夏季节，高尿酸血症患者的注意事项

夏季艳阳高照、气温相当高，冬季寒风凛冽、气温特别低，不同季节，高尿酸血症患者将要克服不同的困难，做到科学度过冬夏季节。

夏季，多喝水少吹空调

夏季温度较高，出汗量极大，高尿酸血症患者最好及时补充水分，平日多喝白开水，饮水量控制在每日2000~3000毫升。除此之外，用空调来降温的高尿酸血症患者应该如何安全享受呢？

1.进入空调房前尽量把汗水擦干净，并且避免空调风直吹。

2.空调的温度不要调的太低，保持在26℃左右最佳。

3.控制好空调的风向，空调风不能直接吹人，穿的衣服也不要太单薄，待在空调房的时间不宜过长。

除此之外，高尿酸血症患者夏季里最好能够听从医生的指导科学服药，还不要吃高蛋白食物，戒掉喝啤酒，浓茶也得少喝。

冬季，保暖最重要

高尿酸血症患者在冬季首先就得保暖，如果受凉，血液循环差很可能诱发急性疼痛。除此之外，还得注意一些小细节。

1.活动时适当加大强度：冬季里增加活动的强度，可以保证身体暖和。但运动后若是出现头晕、头痛、四肢乏力、胸闷、气短等症，极有可能是运动强度太大，最好及时地调整运动强度，不要过度运动导致体内乳酸大量堆积，最终影响尿酸的排泄，诱发关节疼痛等不适。

2.尽量多晒太阳：适当地晒太阳，有利于钙的吸收，从而帮助缓解高尿酸血症。但如果时间太久，极易损伤皮肤，损坏人体的自然屏障，使得大气中有害的化学物质、微生物侵袭人体，造成感染。

3.为了保暖捂着头睡觉是不对的：捂着头睡觉不利于身体健康。首先，被窝里的氧气不足，二氧化碳等废气太多，严重影响了正常的呼吸运动，容易造成窒息；其次，被窝内的缺氧环境，容易引发心脑血管疾病。

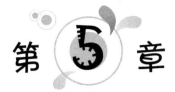

第 5 章

肥胖症的诊疗与调养

　　"三高"是大家耳熟能详的名词，然而随着"五高"大潮的推进，越来越多人开始认识并关注肥胖症。体重是反映与衡量一个人健康状况的重要标志，体重太高或太低都会给身体健康带来伤害，且不会给人健美感。初步认识肥胖症、了解肥胖症的诊断过程，我们才能准确地善待自己的身体，并在尽量不吃药、不打针的情况下，科学地运用饮食调节、中医外治、体育锻炼等方法来减轻体重、甩掉脂肪、维护身体健康。

肥胖症的自我介绍

体脂含量过多，即脂肪细胞内脂肪的过度积累会导致体重超标或人体肥胖。世界卫生组织已经将肥胖症列为一种流行病。那么，肥胖究竟是什么呢？简单地说，肥胖就是过多脂肪堆积在体内进而引发了一系列健康问题的慢性非传染性疾病。

脂肪，能量的提供者

脂肪，即甘油与脂肪酸合成的甘油三酯，主要存在于人体或动物的皮下组织中，是生物体的组成部分，也是其重要的储能物质，具有重要的生理功能，例如可为生物体提供充足的能量、保护内脏、维持体温、参与机体代谢等。

脂肪是生物体的重要组成部分，比如，油脂是机体新陈代谢所需要的动力储备及运送方式，甚至有些机体表面所含的脂肪具有防止机械损伤、防止热量散发等作用，这属于一种保护模式。

脂肪说白了就是油脂，由碳、氢、氧三大元素组成。一般来说，人体吃进食物之后，食物中的脂肪在肠胃中消化，被人体吸收之后就会转化为脂肪，存在于人体的表皮组织、大网膜、肠系膜及肾脏周围等处。脂肪主要来源有两类：动物性来源与植物性来源。前者主要就是指动物体内储存的脂肪，比如猪油、牛油、鱼油、骨髓、肥肉、鱼肝油等；后者主要就是从植物的果实中提取出来的，主要包括芝麻、葵花籽、核桃、松子、黄豆等。

肥胖不完全等同于体重增加或超标

体重超标有两种情况，一是脂肪含量超标，二是肌肉组织明显增加。前者若是给身体造成或大或小的危害，就形成了"肥胖症"。而后者呢？肌肉组织增加使得体重超过了理想体重或标准体重，并不能完全等同于肥胖症。

也就是说，肥胖症与体重的增加并不是一回事，不能单纯地认为体重增加或体重超标就是肥胖症。举个例子简单说明一下：健美运动员、摔跤运动员、拳击运动员等，因为专项训练使得肌肉组织大量增加，肌肉越来越发达，体重也跟着增加了不少。为了构成一定参赛级别，体重势必超过他们的标准体重，甚至超过很多，但这并不是所谓的"肥胖症"。因为这些运动员只是肌肉多而使体重增加了，脂肪含量并未超标，给他们的健康也没有带来损害，不属于肥胖症的范畴。

> **高能情报站：** **水肿不完全等同于肥胖**
>
> 肥胖还有一种可能性，即体重不超标，只是脂肪含量明显过多，被称作"非肥胖性肥胖"。这种情况绝对属于肥胖范畴。但若是因为机体水分含量过多，出现了水肿或腹水，这就不在肥胖行列。

肥胖症的形成不是空穴来风

肥胖症的形成主要包括以下原因。

1.遗传因素：肥胖症与脂肪细胞数目及脂肪细胞所含的脂肪有关，这就意味着肥胖症与先天遗传有关。

2.病理性原因：下丘脑或脑垂体病变者更容易患上肥胖症。

3.生活方式不科学：长期睡眠不足，影响人体生物钟的良性循环，同时使血液中具有抑制食欲作用的拉普丁蛋白含量大大降低，从而影响大脑对进食欲望的判断。睡眠不足的人，更容易感到饥饿，继而会吃进更多的食物，摄入多余的热量。经常使用空调的人，热量调节机制受阻，身体热量消耗变得更少，也更容易发胖。

4.缺乏营养更容易肥胖症：肥胖症并非只有营养过剩才会引起，营养缺乏同样会导致肥胖症。因为日常饮食中缺乏维生素B_2、维生素B_6、烟酸等，反而会使体内的脂肪不容易转化为能量物质，进而使体内囤积更多的脂肪，引发肥胖症。

5.情绪不好更容易发胖：情绪不好容易自暴自弃，在饮食上往往会暴饮暴食，进而导致肥胖症，另外，情绪不好容易养成不良习惯，比如抽烟、酗酒等，均容易引发肥胖症。

另外，内分泌代谢异常、体重调节机制紊乱、摄入脂肪过多且运动过少、贪睡、吃糖太多等，都有可能会引发肥胖症。总之，肥胖症的病因及发病机制比较复杂，具有多样性，但主要还是由遗传因素与环境因素引起的。

肥胖症的高发人群名录

在我们的身边，可能有不少人怎么吃也不会长胖，而有些人就算不吃饭也不一定会瘦下来。这是为什么呢？哪些人的体重容易升高呢？或者说，哪些人属于易胖体质呢？

1.经常运动之人或运动员：这类人一旦一段时间不运动，体内热量就会逐渐增加而导致过剩，久而久之体重就会增加，进而引发肥胖症。

2.中老年人：这类人由于年龄渐长，身体热量的消耗能力逐渐减弱，新陈代谢的速度也大不如前，一旦日常生活中运动也减少了，脂肪堆积的速度就会大大提高，进而使体重快速增长而导致肥胖。

3.产后女性：女人分娩后一般都得补充大量的营养，胃口也相对较好，容易毫无节制的饮食，体重增长的速度特别惊人。

4.经常喝酒之人：酒含有的热量相对较高，容易使体重增加，尤以腰围粗壮为基本特征。

这些临床症状，你有过吗

肥胖症可见于任何年龄，而且男女不限，多见于40~50岁的女性，60岁以上的老年人也不少。更明显的是，大约有一半肥胖症者曾有过幼年肥胖症史。肥胖症患者在身体外形特征、表皮反应方面会出现改变，另外，还会有其他临床症状（表5-1）。体重也不是一下子就变高的，而且具有缓慢增加性，除非是药物原因所致的肥胖症者。同为肥胖症者，男女的表现形式是不一样的，男性脂肪主要分布在颈项部、躯干部、头部等，而女性脂肪则主要分布在腹部（尤其是下腹部）、胸部乳房及臀部等。

表5-1 肥胖症的症状

身材外形特征	矮胖，浑圆，脸部上窄下宽，双下颏，颈粗短，向后仰头枕部皮褶明显增厚，胸圆，肋间隙不显，双乳因皮下脂肪厚而增大；站立时腹部向前凸出而高于胸部平面，脐孔深凹
表皮反应	腹部两侧，双大腿和上臂内侧上部和臀部外侧可见紫纹或白纹。手背因脂肪增厚而使掌指关节突出处皮肤凹陷
其他临床症状	活动能力降低，甚至活动时有轻度气促，睡眠时打鼾，并伴有高血压、高脂血症、糖尿病、痛风等临床表现

你被肥胖症拖累了吗

肥胖症患者体内会堆积过多的脂肪，多半是因为吃了太多或者人体代谢系统发生了改变所致的，不但会给人的外形带来负面影响，还会严重影响身体健康。

1.引起糖尿病：如果人体里的脂肪细胞太多，就需要胰腺分泌更多的胰岛素，并且从血液中把糖分转变为能量。若是胰腺出现不胜负荷的情况，就会令功能衰弱，血液里面的糖分增加，还不能被利用排出到体外，继而成为糖尿病患者。

2.导致心脏病：体重增加，心脏的负荷变大，心脏多半要更加"辛勤地工作"，才能确保氧气与营养物质能够顺利地运送到身体各个器官。可见，肥胖者患上心脏病的可能性会比正常体重者更高一些。

3.导致生产困难：过胖孕妇在生育过程中，过多的肥厚脂肪堆积，造成组织受阻，继而使分娩都出现问题，有可能延长生产时间。

4.导致关节炎：体重过重，身体骨骼往往无法承受过大的重量，容易引起关节肿胀，继而发生炎症。

其实，肥胖症的危害远不止这些，若是对肥胖症的认识不足，也不畏惧肥胖症带来的危害，那就会给身体造成极大的伤害，甚至危及生命（图5-1）。

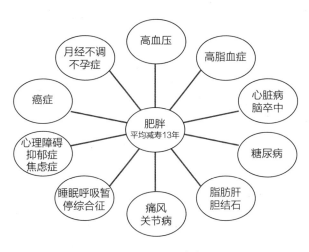

图5-1　肥胖的危害

肥胖症得确诊，用药需谨慎

肥胖症虽然可以自我感觉得出来，但治疗可不是随意进行的，减重多少合适，如何科学减重，都得量身定制，而这一切都需要我们去医院确诊病情，然后由专科医生给予准确指导，并给予对症治疗，达到健康、良好的减重及减脂效果。

多称体重，自我检测脂肪率

从身体构成成分来看，人体的骨骼、内脏器官是固定不变的，唯有肌肉会发生改变，而且会影响机体功能的发挥。肌肉一旦减少，机体新陈代谢就会变慢。很明显，减轻体重并不是减少肌肉的意思。再者，水分在人体中比较容易被排出体内，故不容易造成高体重，所以减轻体重也不是减水分。唯有脂肪，不仅影响外形美，还会危害人体健康，可见减轻体重就是要减少脂肪。

那么，脂肪的衡量标准是什么呢？这一标准被称为"脂肪率"。它是判断胖瘦程度的标准，也是检验瘦身效果的标尺。从脂肪率的高度状况，我们就可以判断出自身的胖瘦情况，并能了解我们应该减少多少体重才合适。

那么脂肪率应该如何测量呢？脂肪率的测量方法可以采用专门的健康秤或者目前国际上常用的一些脂肪率测量方法，比如水下称重测量法、皮脂钳测量法、排空气测量法和生物电阻测量法等。在家自测脂肪率的话，最好选用专门的健康秤来测量！通过健康秤上显示的数据，我们可以科学有效地调整脂肪率，而不是单纯地减轻体重。

找对医生，做对检查

肥胖症患者应该在医生的指导下正确且循序渐进地减轻体重，减肥过快或过猛，都极有可能会导致体重反弹，引发厌食症、贫血、营养不良、月经不调、脱发、记忆力减退、骨质疏松等不良反应。要想得到医生的科学减肥指导，首先就得挂对号，找对专家，做好检查。

不管是哪一类型的肥胖症患者都应该去内分泌科挂号，找专家医生确诊。那么，挂号之后，我们应该做哪些具体的检查呢（表5-2）？

表5-2 肥胖症的检查项目与内容

检查项目		检查内容
常规检查项目		实测体重、体重指数、肥胖体型、脂肪率，B超测定皮脂肪厚度，测血压等
其他专业检查	血脂检查	包括胆固醇、三酰甘油（甘油三酯）、高密度脂蛋白测定
	血糖检查	包括葡萄糖耐量试验，血胰岛素测定
	脂肪肝检查	通过B超来检测
	水代谢检查	抗利尿激素测定
	性激素测定	通过对雌二醇、睾酮等的检测来判断
	检查血皮质醇等	清楚了解外间脑性、垂体性、肾上腺皮质等的功能情况，判断有无甲状腺功能和自主神经功能紊乱等问题

除此之外，内分泌功能出现问题，也容易引起肥胖症，故还应该考虑做一些别的检查，比如X线检查，检查蝶鞍是否扩大、骨质有无明显破坏等；并做心血管检查及心电图检查，看看心功能有无问题；看看眼底有无出血问题等。

确诊之后，遵医选药

绝大多数肥胖症患者需要通过饮食控制、体育锻炼来减轻体重、降低脂肪含量，但若是被确诊存在并发症或是体重超过太多，最好在专科医生的指导下正确使用药物治疗。

抑制肠道消化吸收的药物

脂肪酶抑制剂（奥利司他）

【减肥原理】此类药物使食物中甘油三酯不被分解和吸收，随着粪便排出体外，达到减重效果。甘油、脂肪酸的存在对胆固醇的吸收有促进作用，因此胆固醇在小肠的吸收亦相应减少，促进了能量负平衡，从而达到减肥效果。

【服用剂量】奥利司他推荐剂量120毫克，每日三餐前服用，如果漏服可在进食后1小时内服用而不影响作用效果。如果有一餐未进食或食物中无脂肪，可以略过该次剂量。

盐酸西布曲明（曲美）

【减肥原理】增加饱食感，加速能量消耗，在一定程度上促进肠胃蠕动，增强排泄功能，从而减轻体重。

【服用剂量】推荐使用剂量是5～15毫克/天，单次服用。

【不良反应】头痛、头晕、口干、口苦、便秘，少数患者出现失眠。

【禁忌人群】有冠状动脉疾病史、充血性心力衰竭、心律失常、中风、未控制的高血压、癫痫史、青光眼以及严重肝、肾功能障碍的患者禁用。

减肥最好还是依靠饮食、运动、行为习惯等方面的调节来进行，若效果不明显，则应寻求专业医生的帮助，根据自身情况，遵医嘱科学地选择药物来综合治疗，尽量使自己的体重接近或恢复到理想状态，降低体内脂肪含量，积极地预防并改善肥胖症及其并发症。

肥胖症人群的用药原则及须知

随着社会的快速发展，人们对健康的渴望越来越强烈，但由于大量欺骗性广告充斥周围，若是患者盲目相信减肥药物，并不通过饮食调节、运动健身等方式来燃烧脂肪，恐怕只会令体重长期高居不下。不少减肥保健品添加了减肥药物，甚至是已经禁止添加的减肥药物，更有甚者添加甲状腺激素来增加患者的代谢率，或者是添加利尿药来增加尿量而达到迅速减肥的目的，这对患者机体都可能造成不可逆的损伤。因此，要想减肥成功，且不会损害机体健康，我们一定要在医生的指导下，选择经过国家药品食品管理局批准上市的药物来进行。在减肥治疗过程中还得随时监测减肥效果，并随时关注可能会出现的不良反应，及时调整用药。

1.用药指南：

◎患者体重指数≥24千克/米^2，同时伴有高血糖、高血压、高脂血症、负重关节炎等并发症时，可以使用减肥药物。

◎患者体重指数≥28千克/米^2，经过半年左右时间调理无法减肥5%左右时，不管有没有并发症，也可以使用减肥药物治疗。

◎如果患者食欲大、进食量也大，可以使用抑制食欲的减肥药物。

2.用药禁忌：

◎正在生长发育的青少年，最好不要轻易使用减肥药物。

◎妊娠期或哺乳期的女性也得严格控制减肥药物的使用。

◎老年人则要确保心肺功能状况良好后再进行饮食与运动调节，最好不要使用药物减肥，尤其是那些对心血管功能有影响的减肥药物更不能轻易乱用。

易引起体重增加的药物

凡事必有两面性，药物也一样。有些药物可以减肥降脂，有些药物却会使体重明显增加，且居高不下。所以，想要减肥瘦身的人最好远离这些药物。

1.激素：60%~80%的患者，若是长期口服激素药物，很容易出现体重增加、哮喘、炎症性肠炎患者若是使用大量激素，体重增加会更加明显。此时可通过体育锻炼、饮食调节，并服用二甲双胍来缓解。

2.降压药：某些降压药，如阿替洛尔、普萘洛尔（心得安）等，患者在服用最初的几个月里很可能变胖，还可能感到疲劳。若是出现这样的情况，可以询问医生，及时更换不会使人发胖的降压药。

3.降糖药：有些降糖药，比如氯磺丙脲、吡格列酮、瑞格列奈等，会使患者体重明显增加。

4.抗抑郁药：服用抗抑郁药"百优解（氟西汀）"后，患者体重可能会发生奇怪的变化。一般服药前6个月体重会减轻，但之后又会逐渐增加。出现这种情况，可以找医生更换一种抗抑郁药。

5.避孕药：服用避孕药其实不会使脂肪增加，增加的只是身体组织内的水分，这是因为药物中的雄激素与孕激素使体内的水分及钠潴留了。其中，长效醋酸甲孕酮增加体重的情况较为多见。

中药减肥也不错

西药减肥虽说效果明显，但毕竟会给人体带来不良反应，而使用中药减肥，既可内服，又可外用，比如泡泡脚、泡泡澡、贴敷穴位等，减肥效果也不错，还不会给身体带来太大不良反应。那么，究竟哪些中药材对减肥降脂有疗效呢？

1.大黄

大黄在中医疗法中具有极高的地位，而且它早在几千年前就已经开始作为一种常用的药材出现在中医上。到了今天，大黄的功效除了可以医治疾病之外，还具有很好的减肥瘦身功效。

【减肥原理】大黄中含有促进排泄物质，可以让残留在身体内的废渣排出体内。除此之外，大黄还可以帮助降低血压，减少身体内的胆固醇含量，从而减少脂肪在身体的囤积。

【特别提醒】大黄虽然有良好的减肥作用，但是同时它也具有一定的毒性，所以对于各种有慢性消化疾病的人最好是不要食用，孕妇或产后的妈妈更是要严禁食用，否则会对婴儿造成严重的伤害。

2.决明子

决明子是豆科植物决明或小决明的干燥成熟种子。决明子可润肠通便，降脂名目，治疗便秘及高脂血症、高血压。

【减肥原理】决明子中含有的大黄素和大黄酚等物质，这些物质对于促进肠胃蠕动、帮助排便有明显的疗效。除此之外，决明子对于习惯性便秘也有一定的辅助治疗效果。

【特别提醒】决明子的属性偏寒，虚寒怕冷体质者最好不要轻易使用，以免加重虚寒体质，甚至引发腹泻等不良反应。

3.薏苡仁

薏苡仁是一种极为普遍的中药材，很多时候人们往往会将薏苡仁搭配到各类食材中共同烹饪，从而让薏苡仁的营养价值渗透到食材中，让食材不但美味而且富有营养，并起到很好的减肥瘦身作用。

【减肥原理】薏苡仁中含有丰富的维生素，可加快新陈代谢，消除水肿，让身体更加纤瘦。

【特别提醒】薏苡仁是一种本性比较温和的药材，要想充分发挥其减肥瘦身效果，最好能长期坚持服用，并且每天也要多服几次。但脾胃虚弱者最好不要食用，以免产生不良反应。

4.枸杞子

枸杞子除了具有一定的药用价值之外，它同时也是一种极佳的减肥祛脂的药食两用食物。

【减肥原理】枸杞子中有一种提取物，可以有效地降低血糖，并促进身体内的血液循环，将身体内的多余废物与毒素排除体内，从而达到很好的减肥瘦身的目的。

【特别提醒】枸杞子比较燥热，经常腹泻的人最好不要经常食用。枸杞子含糖量较高，极易受潮发霉或遭虫蛀，且容易变色，故需妥善储存。比如，可在塑料袋中放入装有生石灰的小袋，然后放入枸杞子，抽出袋内空气，并密闭，置于阴凉处保存。

5.半夏

半夏是一种毒性较强的药材，如果处理不好，会将半夏的毒性诱发出来。但不可否认的是，半夏对于减肥瘦身确实有非常显著的效果。

【减肥原理】它本身含有各种氨酸，可以帮助加速脂肪的分解，从而抑制脂肪在身体内的囤积，达到良好的减肥作用。

【特别提醒】半夏的性味燥热，食用过后容易造成肠胃不适，并伴有恶心呕吐等不良反应。若是将半夏和粟米一起煮汤喝，即可缓解不适。

营养处方，脂肪被"吃掉"

肥胖者要减肥，首先就得控制热量的摄入，尽量吃一些低热量的食物，同时坚持高蛋白、高纤维、高水分、高钙饮食。当然，减肥也得保证营养均衡，所以平日里千万不要因为减肥瘦身而做一些单调无味的膳食，还是尽量做一些能量不高的美味佳肴，这样更有利于减肥计划的实施。

肥胖者应坚持的饮食方式

控制体重或减肥瘦身，关键还得减少热量的摄入，但也要保证合理均衡地搭配每日营养，其中的高膳食纤维可以多补充些。节食减肥这一方式是不科学的，容易给身体造成伤害，引发低血糖、低血压等，并容易使体重反弹变得更胖。但为了减肥还是得控制饮食，尤其要限制膳食总热量的摄入，使机体消耗的热量大于摄入的热量，从而保证热量处于一种负平衡状态，科学且合理地减轻体重。

1.减少膳食中主食与脂肪的摄入，尤其要禁食巧克力、花生米、黄油等食品，少吃油炸食品。

2.增加水果与蔬菜的摄入量，保证维生素的充分摄入。水果主要包括橙子、香蕉、苹果、西瓜等，蔬菜则包括洋葱、大蒜、黑木耳、大豆、香菇、青椒、胡萝卜等。

3.保证足量的奶制品、豆制品的摄入，及时补充矿物质与微量元素，同时还能满足饱腹感。

紧急警示牌

营养品并不是快速减肥药物，我们并不提倡服用，以免给机体带来伤害，还容易形成成瘾性！

4.增加食物纤维的摄入，食物纤维能满足人们的饱腹感，而且几乎不含任何热量，还能减少人体对热量的吸收。这类食物主要包括全麦制品、粗粮等。也就是说，我们吃主食时最好能够增加粗粮或粗加工的粮食。

5.少吃容易刺激食欲的食品，比如辣椒、味精等；饮食宜清淡，尽量少盐低盐饮食，并补充足够的水分。

除此之外，为了更好地达到减肥效果，肥胖者还可以摄入一些特殊营养品，比如丙酮烟酸、肉碱等，有效地促进脂肪酸进入骨骼肌细胞线粒体，增加机体对脂肪酸的氧化利用，发挥更好的减肥效果。但具体使用还得遵医嘱。

天然减肥药，营养处方单

生活如此忙碌，很多人都没有时间自行准备餐食，只能利用方便的速食来饱腹。速食虽然很方便，但并不能保证营养均衡摄取，长此以往，只会令你越来越胖，甚至会营养失衡。想要减肥的朋友们可在运动前后多吃些具有抗氧化效果且富含维生素C、维生素E、高纤维的食物，有利于增加脂肪的燃烧、增强饱腹感、促进排便、加速新陈代谢等。

 香蕉榨汁喝，促排泄减体重

> 香蕉燕麦牛奶：香蕉1根，燕麦80克，牛奶200毫升。将香蕉去皮，切成小段；燕麦洗净。将所有材料放入榨汁机中，倒入牛奶，搅打成汁即可。

香蕉，岭南四大名果之一，味道香甜，果肉比较软实，是很多人爱吃的水果。欧洲人甚至将香蕉视为解除忧郁的快乐水果，香蕉同时还能发挥一定的减肥效果，深受女性朋友喜爱。香蕉营养价值颇高，热量还很低，其中蛋白质、钾、维生素A、维生素C及膳食纤维含量都比较丰富，有利于润肠通便，顺利地将体内多余的胆固醇及脂肪排出体内，积极地降低血脂水平，有效地减肥排脂。

上述处方将香蕉与燕麦、牛奶搭配在一起榨汁服用，对于喜欢喝果汁的肥胖者来说，应该是最合适不过的早餐食品了。香蕉能够通利肠胃，排泄降脂；燕麦能够降低心血管及肝脏中胆固醇、甘油三酯的含量。牛奶只要选用低脂的，不会影响这道处方的减肥瘦身功效。

【其他营养处方】

香蕉蛋羹：香蕉1根，牛奶100毫升，鸡蛋1个。香蕉去皮，用勺子压成泥；鸡蛋打散，搅拌均匀。将鸡蛋液、牛奶及香蕉混合，搅匀，再入蒸锅蒸鸡蛋羹即可。原本香甜的香蕉搭配上鸡蛋与牛奶独特的味道，做出来的鸡蛋羹奶香味浓郁、口感香软爽口，还具有一定的降脂功效，并在一定程度上能够稳定血压，是高脂血症与高血压患者的辅助治疗良方。

紧急警示牌

香蕉性寒，脾虚腹泻者最好少吃，胃寒、肾炎以及怀孕期间脚肿者最好不要生吃香蕉，可将香蕉与牛奶煮一煮再吃！

南瓜煮成粥，润肠减肥

> 双瓜粥：南瓜、地瓜各200克，粳米50克，白糖适量。将南瓜洗净、去皮、去瓤，切小块；地瓜去皮后切小块；粳米淘洗干净，倒入锅中，加入南瓜块、地瓜块及适量清水，大火煮沸后改用小火熬煮20分钟左右，调入白糖拌匀即可。

一般而言，食物到了胃里，胃就要负责把这些食物腐熟，并且消化吸收，再由脾脏负责运化，把这些水谷运化称为人体所能吸收的精微物质，然后由脾脏的传输和散精功能布散。如果脾胃虚弱，则身体各个功能脏器得不到滋养，就容易变成痰湿（脂肪）积存于肌肤之中，引致排水功能失调。气血功能不能正常运行，身体积存大量水分和废物，而无法代谢出去，就形成了肥胖。

另外，高血脂会导致人体肥胖，血脂在人体超过正常标准，使机体的分泌调节系统发生紊乱，而过多的脂肪出现在血液中，极易在皮下与血管壁周围沉积，造成身体脂肪供大于求，导致肥胖。相关研究表明，血浆中血脂水平的高低主要由脂肪含量与机体对脂肪的利用情况决定。比如，长期高脂肪饮食或进行了剧烈运动之后，体内的血脂指数就会升高；平时喜欢吃甜食的人群体内的甘油三酯水平也普遍较高。而且肥胖者的血脂水平明显比正常人高一些，越胖，血脂指数上升越快。可见，血脂指数的大小直接可以看出体内脂肪代谢情况。然而，血脂或胆固醇过高的人群未必都是肥胖者，只是比较容易引起肥胖。

上述处方主要以南瓜与地瓜入粥，两者均具有良好的通便、降脂、减肥等功效。南瓜的热量比米饭低，又富含膳食纤维，容易使人产生饱腹感，又能保证肠道的顺畅，帮助消化。不仅如此，南瓜中含有大量的有助于降低血脂的有效成分，在润肠通便、降低血脂的前提下能够快速达到瘦身的目的。地瓜也属于低热量、低脂肪的食物，可以有效抑制体内胆固醇的增多，并在膳食纤维的作用下有助于减少脂肪含量，进而发挥减肥功效。

 【其他营养处方】

百合南瓜枸杞子粥：百合50克，南瓜100克，大米200克，枸杞子10克，冰糖适量。将百合、大米分别洗净，南瓜去皮、洗净后切菱形块，再将百合、南瓜、大米一起放入锅中，加入适量清水熬煮，待米熟粥稠时调入冰糖、加入枸杞子，略煮即可。每日1剂，可分2次服用。本方具有清心安神、降脂减肥之功效。

西蓝花炒着吃，清除肠胃垃圾

> 　　**红椒西蓝花：**西蓝花250克，红椒1个，盐、生抽、酱油、鸡精各适量，蒜片少许。将西蓝花洗净，掰成小块，然后用盐水浸泡10分钟左右，捞出，沥水；红椒洗净，去子，切块，还可用清水冲洗浸泡一下，去除辣味。热油锅，爆香蒜片，加入西蓝花翻炒5分钟左右，加入盐、生抽及酱油，再翻炒一下，待西蓝花断生时加入红椒快炒至熟，调入鸡精。

　　西蓝花，营养丰富且具有保健作用的蔬菜，曾在美国的《时代》杂志中被推荐为十大健康食品，并且名列第4位，美国的公众利益科学中心也将它划入十大超优食物之列。西蓝花的热量特别低，膳食纤维含量较高，而且富含多种维生素及矿物质，被人们奉为"天赐的良药"。

　　西蓝花性凉，味甘，归肾、脾、胃经，具有润肺止咳、润肠通便、补血养颜等功效。首先，西蓝花富含膳食纤维，有助于肠胃蠕动，促进消化，防止便秘，顺利地排出体内多余的胆固醇，有效地减肥。其次，西蓝花所含有的植物纤维也很丰富，而且都是可溶性的，有利于清除肠道垃圾，分解体内多余的脂肪，有效地减轻体重。最重要的一点，西蓝花中含有类黄酮物质，它是一种良好的血管清理剂，能有效地清除血管上沉积的胆固醇，还能防治血小板凝集，减少肥胖症合并心脏病的发生。

　　上述处方非常适合肥胖者食用，在减肥降脂的同时还能改善高血压、冠心病、水肿等问题，更能有效地防治心血管疾病。故上述处方可以佐餐食用，隔日1次。

【其他营养处方】

　　1.素炒西蓝花：西蓝花400克，盐、鸡精各适量。将西蓝花洗净，用手掰成小朵，沥干水分。热油锅，放入西蓝花炒至七分熟，加入少许水焖烧一下，调入盐及鸡精，翻炒一下即可。该方有利于解毒利肝、减肥瘦身，从而改善肥胖与心脏不适等问题。

　　2.红豆拌西蓝花：红豆50克，西蓝花200克，洋葱30克，橄榄油3克，柠檬汁、盐各少许。将红豆浸泡在水中2小时左右；洋葱剥皮，洗净，切丁，泡水；橄榄

紧急警示牌

　　西蓝花中含有少量容易导致甲状腺肿大的物质，故食用西蓝花之后最好能够吃点含碘丰富的食物，比如海带、紫菜、海苔等，甚至可以用碘盐来烹调西蓝花！

油、盐、柠檬汁调成酱汁；西蓝花洗净后切成小朵，放入沸水中汆烫至熟，捞出，过凉水，备用；红豆入锅煮熟，备用；洋葱沥干水分后放入锅内，加入西蓝花、红豆，倒入酱汁，拌匀即可。本品可增强肝脏的解毒功能，并帮助排出体内多余的胆固醇及脂肪，清理血管内壁，减轻体重，从而可改善肥胖症及高脂血症等问题。

👤 其他减肥食物及营养处方总汇

减肥瘦身是好事，但千万别走入少吃或绝食的误区，那样很可能会前功尽弃，即便瘦身成功却也有易反弹的麻烦，甚至对身体造成极大的伤害。建议：一日三餐按时吃，每日膳食巧搭配，馋嘴零食选对味，吃饭减肥两不误。这绝非玩笑话！某些特殊食物热量低、营养丰富，有利于消耗热量、抑制食欲等，绝对是你减肥瘦身的首选！

桃：高纤维塑身水果——鲜桃牛奶汁

樱桃：促消化水果——佩兰樱桃酒

草莓：富含维生素的瘦身水果——草莓苹果沙拉

山楂：消脂解腻的酸味零食——山楂藕片汤

海带：促进新陈代谢的海产品——海带川贝母粥

苦瓜：消脂蔬菜——泽兰苦瓜炒百合

黄瓜：加强肠胃蠕动的绿色食蔬——苍术黄瓜炒猪肝

甘蓝：低热量高营养的凉拌蔬菜——甘蓝黄瓜拌柿子

魔芋：体内清道夫——魔芋烧鸭

燕麦：增加饱腹感的燃脂斗士——燕麦绿豆粥

苹果：热量低营养高的水果——杏仁苹果豆腐羹

猕猴桃：营养高的排毒水果——猕猴桃蜂蜜饮

芝麻：降低胆固醇的瘦腿好帮手——蜜制芝麻牛奶

菌菇类：清肠胃的脂肪剪刀手——丁香香菇鸡

玉米：消水肿、收小腹的靓汤达人——玉米土豆蘑菇素汤

冬瓜：快速清脂的蔬菜——白果冬瓜莲子饮

白萝卜：分解脂肪小能手——枳实焖白萝卜

莲藕：减少脂肪的吸收——苦丁莲藕绿豆粥

茄子：吸脂助减肥——决明子炖茄子

丝瓜：清热解毒降体重——丝瓜鸡蛋汤

木瓜：清除肉食脂肪的洗肠剂——木瓜拌酸奶

苹果：加速代谢减脂肪——苹果奶昔

土豆：吸脂促排泄——醋溜土豆丝

西红柿：低脂还促排泄——西红柿炒菜花

菠菜：排泄排毒更降脂——凉拌菠菜

芹菜：促进肠胃蠕动——芹菜炒豆腐干

喝出标准体重

减肥瘦身的方式多种多样，饮食改善最常见，除了日常食材具有一定的减肥瘦身功效，喝口水、品品茶都能轻松把脂肪分解掉，若是加入具有燃脂、减肥、瘦身、塑形功效的中草药，便可对症喝出苗条好身材。

高能情报站：　　除了白开水，其他水能喝吗？

◎蜂蜜水是不错的选择，口感香甜，但要保证温度适中。

◎淡盐水会加重肾脏的负担，不利于水肿的消除，对减肥基本无用。

◎即便夏日炎炎，也不要喝冰水，水的温度过低，会抑制代谢，不仅容易引发水肿，还会影响体内脂肪及废物的排出，不利于减肥瘦身。

喝水减肥，你喝对了吗

喝水有利于促进肠胃蠕动，消耗脂肪，达到一定的减肥功能。再者，喝水能降低消化率，这是因为喝水将胃肠内酶的浓度稀释了，也就会降低酶的活性。我们吃进去的饭菜一旦接触到水，体积会增大，也没那么黏稠了，流动性也会增强，导致胃与小肠的排空速度增加，停留的时间相对减少。这么一来，本来要带到回肠末端进行消化的食物会来不及消化，久而久之就会减少进食量，间接减轻或控制体重。

但这并不意味着一天24小时都得喝水。水喝得太多或在不恰当的时间里喝水，一旦它得不到及时的排泄，就很容易导致水肿，尤以面部、眼部水肿为主。那么，我们应该怎么喝水减肥呢？

1.医学认为，胃肠内的酶在温度较高的环境中，活性也会增强，相反，温度越低，活性越弱。从这一角度看，我们喝进去的水温度若是比较低，甚至低于体温，就会使酶的活性降低，食物被消化的概率就会降低，这样就会对减肥有利。故我们喝的水最好是新鲜的白开水，而且要是烧开的水直接晾凉至40度左右的温开水，除了帮助人体补水之外，还有利于代谢掉血液钙，不但不会引起水肿，反而有利于消除水肿，更有利于减肥瘦身。

2.喝水减肥不可过量。一个正常人在正常情况下，每天饮水量约为2500毫升，喝水应少量多次。

3.晚上喝水应注意时间，避免在临睡前喝水，喝的水更不可以过量，差不多1纸杯量足已。

4.最好大口大口地，但速度稍慢点地喝白开水。喝水的时候要有节奏感，"咕噜咕噜"地大口吞下，停1秒，再喝下一口。为了避免胃食管反流而给胃部带来不适，建议喝水不要太急太多，不要等胃没来及排空就让水与胃酸挤上了食管，不仅达不到减肥效果，还会给胃带来麻烦。

一天七杯水的喝水日志

第一杯水：6:30 → 排毒、消脂、养颜 → 半小时后再吃早餐

第二杯水：8:30 → 解渴、防脱水 → 水量至少250毫升

第三杯水：11:00 → 解乏、放松 → 让胃产生饱腹感，午餐吃得少点

第四杯水：12:50 → 减负、减肥 → 午餐半小时后再喝水

第五杯水：15:00 → 提神、醒脑、瘦身 → 清水取代下午茶或咖啡等

第六杯水：17:30 → 促进消化、吸收营养 → 增加饱腹感，以免晚餐暴饮暴食

第七杯水：22:00 → 解毒、排泄、促进消化、增强血液循环 → 别喝太多，以免影响睡眠质量

🧑 新鲜蔬果汁，喝对更减肥

蔬菜和水果的减肥优势在于热量低、营养丰富，并且富含大量的纤维素与果胶，有利于清理体内堆积的垃圾与毒素，从而可以预防脂肪的堆积。日常生活中，我们可以将蔬菜洗净，切成小片或小段，放入榨汁机中榨成汁，若喜欢吃点甜，可以调入蜂蜜或白糖，增加口感。

蔬果汁所含成分对减肥、美容有一定功效，但也得喝对了，才能发挥减肥功效。若是只靠蔬果汁减肥，恐怕一天两天还行，时间久了，营养跟不上，身体抵抗力下降，连脸色都会变差，减肥效果更会大打折扣。

推荐几款瘦身蔬果汁

◎西红柿汁：补充维生素，同时还因西红柿含有大量的柠檬酸、苹果酸，可促进新陈代谢，加速油腻食物的消化。

◎黄瓜汁：黄瓜的利尿功能强，而且含糖量少，脂肪含量低，减肥效果佳。

◎芹菜汁：下午适合喝芹菜汁，有利于加速肠胃蠕动，调节血压。芹菜榨汁时最好放入根茎，补充多种维生素。

◎胡萝卜汁：每天喝一杯胡萝卜配橙子汁，有利于促进机体循环，帮助排泄废物，消耗油脂，同时改善机体功能。

高能情报站：　　蔬果汁搭配主食更健康

光喝蔬果汁，不吃一点主食，血糖容易偏低，大脑供血易不足，全身乏力、精神倦怠、精力不足等问题会纷纷出现。正常情况下，成年女性应每天摄入250克左右的主食，男性则可增加至400克。这类主食可以是大米、面食、土豆、红薯等。

🧑 喝茶也减肥

茶叶本身具有去脂消脂、瘦身减肥的功效，《本草拾遗》中有记载"茶久食令人瘦，去人脂"。减肥茶的减肥原理就是在茶叶去油消脂的基础上，再加一些具有润肠通便、降低食欲的中草药。网络上习惯把减肥茶称为"排毒养颜茶"，其实，减肥茶就是喝完之后人会比较频繁地拉肚子，继而达到减少脂肪、消除肥胖的目的。

1.减肥茶怎么喝才有效？这要看你喝的是哪种减肥茶，然后根据减肥茶上的说明饮用。一般来讲，大多数减肥茶是在餐前饮用的，而且最好是浓茶，以便达到抑制食欲、减少食物摄入量的效果。如果是单纯的乌龙茶或普洱茶，则适宜饭后半小时后饮用，而且要长期饮用，才能达到减肥的效果。

2.减肥茶减肥会反弹吗？减肥茶的原理是在抑制食欲的同时，增加人排泄的概率，就是拉肚子。所以，如果停了减肥茶，你的饮食规律和作息习惯还是不加注意的话，或多或少是会反弹的。如果不想反弹，最理想的办法就是养成良好的饮食习惯，并进行适当的锻炼。专家建议：稍微肥胖的朋友喝乌龙茶或普洱茶，不要喝被广告宣传的天花乱坠的减肥茶。这样才没有副作用，而且也不会反弹。

其实如果要想减肥茶有效，就必须根据自身的情况来选择减肥茶，不能盲目跟风，去买市面上广告做的多的减肥茶。如果有条件可以去找中医来专门配置适合自己的减肥茶，按正确的方式泡饮，只有这样才能使减肥茶最有效果。

一般来讲，年轻的白领肥胖者多因为工作压力大而造成体内热量多余，平时可多饮绿茶；中年发胖者多因为脾脏功能失调引起，可饮性温利湿的茯苓菊花茶；月经不调的女性肥胖者可饮陈皮、蜂蜜、玫瑰等理气养颜的花草茶；老年肥胖者可适当饮服滋阴补血的何首乌茶。

推荐几款减肥瘦身的药茶

1.降脂瘦身茶：何首乌、泽泻、丹参、绿茶各10克，用水煮沸后服饮。代茶常饮，具有活血利湿、降脂减肥等作用。

2.三生茶：生米、生姜、生茶叶各适量，用擂钵碾成糊状，再用沸水冲泡即成。代茶常饮，具有清热排毒、减脂降脂等功效。

3.黑芝麻红糖茶：黑芝麻3~5克，炒熟后碾成末，连同红糖25克、绿茶1克加沸水冲泡后服饮。代茶常饮，具有滋养肝肾、润肠通便的作用，适用于老年性肥胖症患者饮用。

4.山楂茯苓茶：山楂、茯苓各15克，放入砂锅中，加适量水煎沸20分钟，滤渣取汁。代茶温饮，药渣可再煎服用。代茶常饮，可消食化积，健脾渗湿，适用于肥胖者饮用。

5.普洱减肥茶：普洱茶适量，菊花5朵。将两者一起用热水冲泡，代茶频饮，可帮助消化，促进新陈代谢，加速分解小腹上的赘肉。

外治古方，减肥瘦身找中医

减肥纤体的方式很多，但最常见或被广泛使用的方式莫过于调节膳食与运动锻炼。随着生活水平的不断提高，先进技术的不断发展，中医外治的方式也逐渐被人们认识并大量使用。话说中医，肯定离不开按摩与中药的结合。当你能将按摩手法与药物应用灵活地掌握，减轻体重的目标将不难实现！

穴位按摩来减肥

穴位按摩减肥是建立在中医经络理论基础上的，并运用了现代医学的理论知识，通过人体经络、相关穴位的刺激，可将人体内多余的脂肪分解掉，消耗干净，并通过大小便的形式排出体外，达到减轻体重的效果。

中脘穴，减肥更平腹

1.以拇指指腹向下按压，并做圈状按摩，切勿施力过重，以免压迫腹部的内脏。

2.食指与中指并拢，顺时针方向按揉中脘穴10~20次，每天按摩2次即可。

中医认为，肥胖的真正原因在于体内囤积了过多的痰湿。痰湿一旦滞留在脾胃内，身体各处均会产生这种黏性的病理物质，最终导致消化系统出现障碍。换言之，吃同样热量的食物进去，脾胃正常之人可能很快就可以将其代谢吸收，而痰湿体质者则无法代谢掉这些食物，只能将其储存在体内，最终引发肥胖。

引起肥胖的原因有两种：一是脾胃虚弱，痰湿停运；二是饮食过量、运动量过少。前者属于内因，后者属于外因。若是想要顺利消脂减肥，还不容易反弹，最根本的办法还是得健脾和胃、畅通三焦，慢慢地减轻体重，并强烈拒绝反弹！

中脘穴位于胃脘中部，"中"即中间之意，"脘"就是胃脘。因为胃部本身就处于人体肺脏、肝脏与心脏的中间部位，故名中脘穴。该穴的位置正巧使其具备了健脾和胃、补中安神的功效，适用于消化系统疾病，有利于改善胃部不适、恶心呕吐等不适，更对脾胃虚弱所致的肥胖症有积极的改善作用，能够提高脾胃功能，辅助治疗痰湿停运引起的诸多并发症状。

【定位取穴】在上腹部，肚脐上4寸。仰卧，在上腹部神阙穴与胸剑结合点连线的中点处。

【穴位配伍】

◎搭配百会穴、足三里穴、神门穴，可以有效改善肥胖症引起的失眠、烦躁等不适。

◎搭配气海穴、内关穴，可以增强脂肪分解能力，并对精神紊乱有很好的辅助治疗功效。

◎搭配三阴交穴，可以滋阴清热，有利于辅助治疗脾虚湿阻引起的肥胖症。

其他穴位按摩来减肥

【定位取穴】

1.少海穴：在肘前区，与肘横纹齐平，于肱骨内上髁前缘处。屈肘、举臂、手抱头，在肘内侧横纹的尽头处。

2.大横穴：在腹部，肚脐旁开4寸。仰卧，找到肚脐，再于前正中线旁开4寸处。

3.关元穴：在腹部，肚脐下方3寸处。仰卧，将耻骨联合上缘的中点和肚脐连线上，由下至上的2／5处。

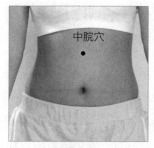
中脘穴

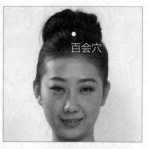
百会穴

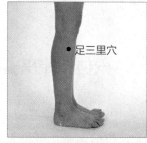
足三里穴

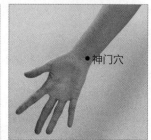
神门穴

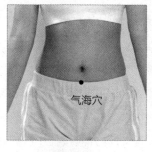
气海穴

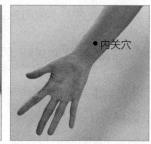
内关穴

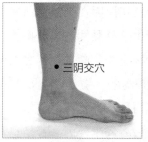
三阴交穴

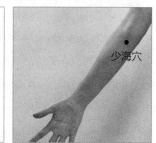
少海穴

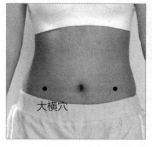
大横穴

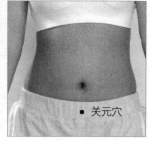
关元穴

4.中脘穴：在上腹部，肚脐上4寸。仰卧，在上腹部神阙穴与胸剑结合点连线的中点处。

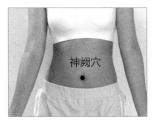

5.神阙穴：仰卧，在腹中部，肚脐处。

6.足三里穴：在小腿外侧，犊鼻穴下3寸。端坐后屈膝，取犊鼻穴（在膝部，髌骨与髌韧带外侧凹陷中），在犊鼻穴向下4横指处。

7.承扶穴：在大腿后面，臀下横纹的中点处。俯卧，在臀横纹的中点处，大腿与臀部的交界处。

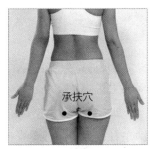

8.章门穴：在腰部两侧，于第11肋游离端的下方。侧坐，屈肘，正对肘尖，先触摸到第11肋骨游离端，在其下缘处即是。

【按摩步骤】

1.端坐，用一手拇指指腹重力按压对侧腿上的足三里穴，至局部感觉酸胀为宜，再按顺时针方向按揉穴位。

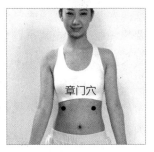

2.端坐，两手手指并拢，相叠置于肚脐及其周围，并用力推按关元、神阙、中脘等穴，至局部感觉温热为宜。

3.端坐，双手分别置于腰部两侧，然后快速推按章门穴，力度不宜过大，至局部感觉温热为宜。

4.俯卧，双手手掌置于两侧的承扶穴，并按顺时针方向推揉，力度适中，至局部感觉温热为宜。

5.仰卧，食指指腹按压腹部对侧的大横穴，力度稍重，至穴位处感觉胀满为宜，左右两穴交替按摩。

6.端坐，拇指指腹轻轻点揉对侧手臂的少海穴，至局部感觉酸胀或胀痛为宜，左右手交替按摩。

7. 双手分别置于腰部两侧，指尖朝向一侧，迅速相对推挤腹部脂肪，顺势向相反方向挤压反复进行。

8.按摩者双手相叠，置于被按摩者的臀部最高处，然后反复对臀部四周进行搓揉，至臀部感觉发热为宜。

反射区按摩来减肥消脂

人体反射区遍布全身，主要集中在足底、手部、耳朵等，而这其中也包括一些有利于减肥、消脂、控制体重的反射区。反射区的减肥瘦身原理与穴位按摩相似。那么，到底哪些反射区具有减肥消脂的功效呢？

脾脏反射区，排毒又燃脂

1.顶压脾脏反射区：采用单手食指扣拳法用力顶压胰腺反射区2~5分钟，至局部感觉酸痛为宜。

2.按揉脾脏反射区：用拇指指腹顺时针方向或逆时针方向按揉脾脏反射区2分钟左右，至局部感觉胀痛为宜。

足底聚集了与全身内脏器官相关的反射区，被称为"人体的第二个心脏"。要想减肥，首先就得调理脾胃，与之息息相关的足底反射区当属脾脏反射区。脾脏反射区具有健脾化湿、统摄血液、增强机体免疫力等作用，适用于发热、炎症、贫血、高血压、肌肉酸痛、食欲不振、消化不良、肥胖等病症。

敲打或按摩脾脏反射区，可促进全身血液循环，增强内脏的排毒功能，使体内血管的排泄功能畅行无阻，加速排除沉积在组织周围的毒素与废物，并加快脂肪燃烧的速度，从而达到一定的减肥瘦身功效。

在做完一套按摩脾脏反射区之后，建议做一做双脚晃动运动，这不但有利于放松双脚，还可加快新陈代谢，调节内脏功能，改善内分泌失调这一问题，远离肥胖症给身体带来的负担与伤害，帮助快速分解掉堆积的脂肪，起到一定的减轻体重功效，同时帮助身体恢复健康。

【定位取穴】位于左足底第四、五跖骨之间，距心脏反射区（位于左脚踇趾下行约两处脚跟眼地方）正下方一横指。

【穴位配伍】

◎搭配肾反射区（足底中央"人"字形交叉偏下的凹陷处），补肾健脾，有利于减肥瘦身，同时能够改善肾虚脾虚引起的双腿水肿、全身乏力等问题。

◎搭配按摩涌泉穴至脚后根内侧根部，有利于腿部毒素的快速排出，改善水肿、肥胖等问题。

◎搭配敲打胃反射区，有利于促进肠胃蠕动，排出肠道的脂肪与毒素，改善便秘不适，积极地消脂减重。

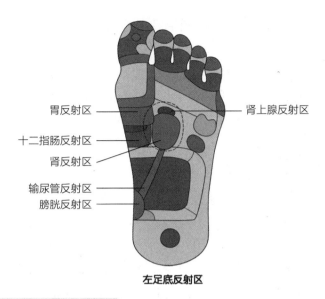

胃反射区 ——

十二指肠反射区 ——

肾反射区 ——

输尿管反射区 ——

膀胱反射区 ——

—— 肾上腺反射区

左足底反射区

👤 其他反射区按摩来减肥

【定位取穴】

◎肾反射区：位于双脚脚掌第2跖骨下端与第3跖骨下端的关节处，足底中央"人"字形交叉偏下的凹陷处。

◎肾上腺反射区：位于足底中央部"人"字形交叉点凹陷处。

◎十二指肠反射区：位于第一跖骨的基底部。

◎输尿管反射区：位于足底肾反射区至膀胱反射区连成的斜线型条状区域。

◎胃反射区：位于双足底第一跖趾关节后方约一横指幅宽。

◎膀胱反射区：位于足底内侧舟骨下方踇展肌之侧约45°处。

【按摩步骤】

1.食指扣拳顶压肾、膀胱反射区各50次，局部胀痛为宜。

2.拇指指腹推按输尿管反射区50次。

3.食指扣拳顶压十二指肠、肾上腺反射区各50次。

4.食指扣拳顶压胃反射区50次。

5.在耳郭按照常规消毒后，将粘有王不留行的胶布贴于耳上内分泌、三焦、小肠、肾、胃、脾或肺的穴位，每日选3个穴位，两个耳朵可以选择不同的穴位。在餐前或有饥饿感时按揉1分钟，以感觉穴位处酸痛为宜，这可增强饱腹感，降低食欲，有效地减肥瘦身。

药物贴敷来减轻体重

自古以来，很多药物就被挖掘出强大的减肥消脂功效，只是"是药三分毒"，吃进肚里固然还是会给身体带来些许副作用，故外治还是更安全些，比如利用药物的减肥功效透过皮肤或穴位传遍全身，同样能达到一定的减肥效果。

荷叶山楂贴肚脐，体重、血压减下来

> 荷叶半夏减肥贴：半夏、干荷叶各10克，茯苓、泽泻各15克，焦神曲、焦麦芽、焦山楂各3克，牵牛子5克。

荷叶，别名"蕸"，又名莲叶、莲茎，采摘于睡莲科植物上的叶。先将新鲜的叶子或初生的嫩叶，晒干，待七八成干时摘除叶柄，折成半圆形或扇形即成。经过炮制工序的荷叶味道有点苦、辛，微涩，性寒凉，归心、肝、脾经，可升阳发散、清热利湿，从而发挥降血压、降血脂、减体重等功效，适用于肥胖症合并高血压、高脂血症患者。

临床观察已经证实，肥胖者高血压、高血脂的发生率明显高于非肥胖者。肥胖为什么会促使高血压、高血脂的发生呢？肥胖者体内脂肪组织较多，血液循环有点吃力，小动脉外周阻力增加，心脏就得增加工作量，为此小动脉硬化及左心室变得肥厚，高血压、高血脂不知不觉就发生了。另外，肥胖者往往会存在水钠潴留问题，血液循环量也会增加，高血压会更严重。

虽然并不是所有的肥胖者都会发生高血压、高血脂，但肥胖确实是引起血压升高、血脂上升的重要因素。而荷叶自古以来就被奉为减肥瘦身的良药，这主要表现为它的利尿与通便功能，若是能与山楂巧妙搭配在一起，长期服用或贴敷的话便可消解脂肪。

上述方子，首先可以促进体内多余水分的排出，消除水肿；同时也可促进肠胃蠕动，顺利排便，清理肠道，排出体内的毒素，减肥瘦身的同时也能积极地降低血脂。

也就是说，荷叶在降低血压与血脂的情况下，还可有效地消解脂肪、减轻体重。但为了增强荷叶的减肥功效，挑选优质的荷叶是重要的环节。一般情况

紧急警示牌

荷叶性寒，不适合气血虚弱与寒性体质者减轻体重，避免腹泻或脱水！

下，叶大、整洁、色绿者即为质优的荷叶。摸一摸，质脆、易碎；闻一闻，淡淡的清香味；尝一尝，略微发苦。

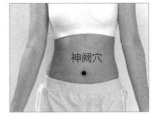
神阙穴

【选取穴位】神阙穴（位于脐窝正中，即肚脐）。

【操作指南】将上述药物混合，研磨成细碎末，取鲜荷叶捣烂取汁，然后与药末一起调和成膏状，直接敷神阙穴之上，盖上纱布，用热水袋熨之。5分钟左右取下热水袋，6~10小时后取下药物即可。

【用法提醒】每日换药1次，10次为1个疗程。

【搭配治疗】加贴三阴交穴（在小腿内侧，内踝尖上3寸，胫骨内侧后缘处），减肥效果更佳。

其他药物贴敷来减肥

【定位取穴】

1.三阴交穴：在小腿内侧，内踝尖上3寸，胫骨内侧后缘处。侧坐，在内踝尖直上4横指，在胫骨内侧后缘处。

2.关元穴：在腹部，肚脐下方3寸处。仰卧，将耻骨联合上缘的中点和肚脐连线上，由下至上的2／5处。

3.内关穴：在前臂掌侧，腕掌侧远端横纹上2寸。伸胳膊掌心朝上，腕微屈，腕横纹上约2横指处。

4.章门穴：在侧腹部，位于第11肋游离端的下方处。以手指指腹或指节向下按压，并做圈状按摩。侧坐屈肘，正对肘尖，从腋前线的肋弓软骨缘下向前触摸第11肋骨游离端，在其下缘处。

5.中脘穴：在上腹部，肚脐上4寸。仰卧，在上腹部神阙穴与胸剑结合点连线的中点处。

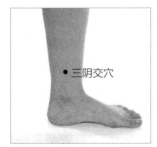
●三阴交穴

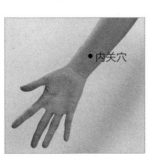
● 关元穴

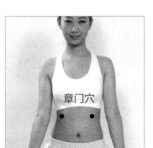
章门穴

●内关穴

6.气海穴：在下腹部，肚脐下1.5寸。仰卧，在关元穴与肚脐连线的中点处。

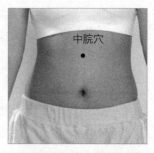

中脘穴

【贴敷方子】

1.麻子仁降脂方：麻子仁、赤芍、枳实、厚朴、大黄、杏仁、玄参、生地黄、栀子各10克，冰片少许。将上述药物混合，研磨成细碎末，取适量药末，加入蜂蜜调和成糊状，直接贴敷于气海穴之上，用纱布覆盖，用热水袋熨之。30分钟左右取下热水袋，7~10小时后取下药物，每隔2日治疗1次。

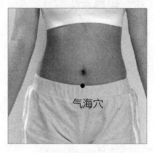

气海穴

2.双花贴：厚朴花、玳玳花、枳壳、苍术各30克，小茴香、大黄各20克。将上述药物混合，研磨成细碎末，取适量药末，直接贴敷在关元穴，用纱布覆盖，用胶布固定即可。每隔2日换药1次。

3.半夏甘草贴：半夏、陈皮、党参、茯苓、炒白术、甘草、焦三仙各10克，丁香、肉桂各少许。将上述药物混合，研磨成细碎末，取适量药末，倒入生姜汁调和成糊状，直接贴敷于肚脐及其周围，用纱布覆盖，用胶布固定即可。每日换药1次。

4.沉香乌药贴：沉香、木香、乌药、槟榔、枳实、大黄、神曲各10克，丁香5克。将上述药物混合，研磨成细碎末，取适量药末，倒入醋调和成糊状，直接贴敷在三阴交与内关穴上，用纱布覆盖，用胶布固定即可。12小时即可换药。

5.当归川芎贴：当归30克，川芎15克，三棱10克，乳香、没药、丁香各5克，冰片3克。将除冰片之外的所有药物一起入锅，加入清水煎煮3次，去渣取汁，加热浓缩，烘干后研磨成细粉末，再将冰片单独研磨成细粉末，与上述药粉混合，装入布袋中，封口。将药袋贴敷于中脘穴，并用热水袋熨之即可。每日治疗1次。

6.佩兰白芷肚脐贴：佩兰、白芷、苍术各15克，独活、木香各10克，花椒、艾叶各5克，桂枝少许。将上述药物倒入锅中，加入适量清水煎煮3次，去渣取汁后浓缩成糊状，烘干，研磨成细粉末，装入布袋中，直接贴敷于神阙穴之上，并胶布固定即可。每隔3日换药1次。

药浴也减肥

平日生活中我们可以用功学习瘦身洗浴的要点，多花一些工夫在洗脚、洗澡上，使疲累的身心得以放松，并有利于紧实下半身的肌肉与线条，以便更好地减肥塑形。

首先，洗浴可以促进热量的消耗。水可以提供1/10体重的浮力，同时身体或脚在水中与水摩擦所产生的适度抗力，可有效地增强人体的肌肉力量。可见，科学的洗脚或洗澡方法、正确的洗脚或洗澡步骤、适宜的泡脚或泡澡时间，可消耗不少热量。

其次，水压可以增强减肥的效果。盆浴或浴缸浴极易产生水压，习惯性地称之为"净水压"，即将身体浸泡在水中，全身上下会受到各种重力压迫，在促进血液循环、强化内脏功能、消除腿部水肿的基础上可积极地减肥、塑形等。

另外，水中加点药物减肥效果更佳。某些药物本身就具有减肥瘦身燃脂等功效，不论是泡脚还是泡澡，药物都可以通过体表、穴位或经脉等发挥作用，有效地减肥，而且不易反弹。

推荐几款减肥瘦身的药浴方

1.老姜泡澡减肥：将300克老姜去皮，切片，放入注满热水的浴缸或浴盆中，同时倒入醋或甘油。泡澡30分钟左右，有利于燃脂瘦身。

2.双花川芎泡脚方：杏花、桃花、川芎各15克。将以上3味药材加2000毫升水大火煎煮30分钟，煎好后去渣取汁，取适量药汁倒入脸盆中，熏洗面部，其余药汁倒入足浴器中，待温度适宜后泡脚。每日1次，每次30分钟，每日换药1剂，20日为1个疗程。该泡脚方不仅可以养颜美容，还适用于肥胖症。

3.荷叶足浴减肥方：鲜荷叶300克。将荷叶择净捣碎，加水2000毫升煎煮，煮沸15分钟后去渣取汁，放至温热后足浴。每日睡前1次，每日1剂，每次30分钟，10日为1疗程，可清热利湿、降低血脂，达到减肥功效。

4.疏肝减肥泡脚方：龙胆草、柴胡、白芍各10克。将以上3味药材加2000毫升水大火煎煮30分钟，煎好后去渣取汁，倒入足浴器中，待温度适宜后泡脚。每日1次，每次30分钟，每日换药1剂，20日为1个疗程，适用于肝郁引起的肥胖症。

5.当归山楂减肥泡澡方：山楂15克，当归10克，白藓皮、白蒺藜各8克。将以上4味药材加2000毫升水大火煎煮30分钟，煎好后去渣取汁，留一碗当茶饮用，其余药汁倒入热水中，待温度适宜后泡澡。每日1次，每次20分钟，每日换药1剂。

简单工具外治，消脂又塑形

日常生活中，诸多不起眼的物品都可用来助减肥一臂之力。例如：一本杂志、一把毛刷、一个枕头等对塑造修长纤细大腿有显著功效；一条浴巾、两条毛巾等有利于美化背部……

夹杂志瘦腿操

大腿内侧的脂肪具有顽固性的特点，一般方法难以消解殆尽。拿本杂志置于两个膝盖之间，站立，可使大腿内侧得到充分运动，并要保持抬头挺胸，这样才能真正感受到大腿与腰际间酸胀的感觉。两腿夹杂志只是一个练习阶段，习惯之后应更换成一张白纸。

【处方单子】

1.在大腿内侧、臀部涂抹瘦身霜，并适当按摩以促进瘦身成分的吸收。

2.双手叉腰，将杂志放在两膝盖中间，并抬头挺胸，保持20分钟左右，至大腿感觉酸胀为宜。

【处方变变变】想要瘦腿，我们还可以仰卧在床上，手腕支撑下颚，双脚踝夹住枕头，弯曲膝盖，用力挤压枕头。

浴巾毛巾燃脂操

一度风靡的浴巾或毛巾火热瘦身法以浴巾或毛巾为主线，辅之以瘦身霜的功效，以燃脂消脂为目的，专门用来消除背部和小腹部上的赘肉。

【处方单子】

1.涂抹瘦身霜：在后背部、小腹部均匀地涂抹瘦身霜，直至瘦身霜被完全吸收。

2.扭浴巾成条：选用质地柔软的浴巾或毛巾，浴巾太厚的话则可用两条毛巾打结绑在一起，并扭成粗棒状或条状。

3.浴巾绕脖子：将浴巾或毛巾绕过脖子，从腋下直接绕到后背，双手捏紧两端，并于背后将两端打结。

【处方变变变】在进行浴巾瘦身操时，可在空气中喷些闻起来更"纤瘦"的柑调香水，令人产生适度苗条的印象，散发出八面玲珑的女人味。

简单小运动，随时减体重

减肥不能急于求成，要遵循循序渐进的原则，要保证能量消耗大于能量的摄入。运动恐怕是最合适不过的方式，尤其要以有氧运动为主。

第一，运动会增加热量的消耗量。运动时，热量消耗增多，引起热量亏损，使体重减轻。

第二，运动会影响安静代谢率及生热作用。肥胖者单位体重的24小时能量消耗一般会比正常人低一些，而做过一次运动之后，在24~48小时内安静代谢率可增加5%~15%，对于一个体重为70千克左右的人来说，安静代谢率可增加10%左右。换言之，如果每天运动之后消耗掉670千焦的热量，20天之后基本可以减掉0.45千克脂肪。运动还能影响进餐后产热反应，为了改变肥胖者对寒冷刺激的产热反应，最好多做做耐力训练。

第三，剧烈运动后，内脏血液分流，血液中儿茶酚胺会升高，食欲逐渐降低，食量逐渐减少。

第四，运动使人体保持脂肪平衡，抑制过度进食引起的细胞数量增加，减少脂肪细胞体积的增加。

第五，运动能够改善心血管、呼吸、消化系统功能，保持瘦体形，防止减肥后的体重反弹。

第六，运动还可改善肥胖者的内分泌失调问题，并防止或减轻肥胖并发症，比如女性患者的月经功能失调，心理方面的焦虑症、抑郁症等。

那么，减肥瘦身是不是就得超负荷地运动呢？事实上，减肥瘦身的运动负荷一般都得根据自己要减的重量及减肥速度来决定的。一般来说，每周减肥0.5千克为宜，最多不宜超过1千克。若是每周减肥1千克，则意味着体内所要短缺的热量将达到每周15000~30000千焦。那么，要达到每周减肥0.5~1千克的脂肪，建议每周要进行3~5次运动，每次运动最少要持续30分钟，有氧运动的强度可达到最大心率的60%左右。

从运动与限制饮食减肥的对比来看，经常进行有氧运动同时注重饮食的人，最能有效地减少体脂成分，最容易减轻体重。中度肥胖者若是在严格限制能量摄入的情况下，久而久之，运动所发挥的减肥效果要比单纯限制饮食减肥的效果好很多，而且还不容易反弹，运动的耐久性也会越来越强。不同减肥措施比较，见表5-3。

表5-3　不同减肥措施的比较

观察指标	单纯控制饮食减肥	运动+少量限制膳食
心脏血管呼吸功能	减弱	改善
营养缺乏情况	容易发生	一般不会发生
减肥	减少	增加或保持不变
体脂	少量减少	减少较多
胰岛素敏感度	不一定	提高
生热作用	减少	增加或不变
生理及精神状态	压力大	改善
体力	下降	耐力强、肌肉力量增加
副作用	代谢变得紊乱	一般无副作用
减肥计划	不易坚持住，容易反弹	容易坚持下来，不容易反弹

总之，减肥需要采用中强度的有氧运动，而且最好是能带动大肌肉群参与的全身性的有氧运动，比如骑车、游泳、跑步、有氧舞蹈、健身操等。每次运动至少要坚持半小时以上，每周至少要运动3次。并且，为了使减肥能够进入良性循环状态，建议选择在晚饭前或早饭前开始运动，既可增加运动量，增强能量消耗，又能减少能量物质的摄入，最终达到最佳减肥效果。

无处不在的减肥运动

减肥运动，不是多么昂贵的运动，不需要在高级会所或高档场馆专门练习；减肥运动，不是多么稀奇的运动，不需要专门腾出时间来操练。适宜减肥的运动一定得受大众喜爱，还得适用于大多人群。有人曾说过，艺术源于生活，高于生活。运动本身就来源于生活，我们在家里、办公室，就算是在公交车上，都可以动起来哦！

值得一提的是：刚开始运动时，我们的体重可能不会降反而会增加。别灰心，其实我们身体的脂肪含量是下降了，只要控制饮食，一般2~3周之后就会看到体重下降。

在家泡个热水澡，然后加上简单的小运动，水里的浮力与水压会让你的耗能加倍。这虽然比不上游泳的减肥效果，却也是不错的居家减肥方法。

【动起来】

1.小腿操：坐在浴缸里，屈膝，两腿稍抬高，然后左右摆动小腿，充分感受水压的力量。

2.脚底按摩：坐在浴缸里，双脚底部抵住浴缸壁，然后前后用力挤压，以此按摩脚底穴位。

3.挤压腰部：坐在浴缸里，两腿屈膝，双手扶在浴缸两侧，腰部靠在浴缸壁上，然后左右用力摩擦，并前后挤压腰部。

4.腰部摆动：蹲在浴缸里，双手扶着浴缸两侧，两腿屈膝，踮起脚尖，身体左右摆动，并左右摆动腰部。

5.抬起大腿：坐在浴缸里，双手扶着浴缸两侧，两腿伸直，然后上下轮流抬起双腿。

6.胳膊操：跪在浴缸里，双手扶着浴缸两侧，胳膊用力伸直，支撑起上身，抬起上身。

【大功效】腿部、腰部、胳膊都得到了锻炼，体力消耗多，能耗大，脂肪燃烧加速，蝴蝶袖、水桶腰、大象腿等都会得以改善，整个人会变瘦、变健康。

看电视，从头到脚更"动"人

大部分女人都爱看电视剧，看起电视来，哪怕一天一夜，都不会觉得累。既然那么爱看电视，那就边看电视边做瑜伽运动，既不会耽误看电视，还可以防止久坐带来的各种"电视病"，更可以让你从头瘦到脚，美丽不减分，每一寸肌肤都"动"人。

【动起来】

1.坐在有靠背的椅子上，只坐1/3的臀部，双手握着装满水的矿泉水瓶，左手屈肘，小臂上抬，右手上举至与肩膀垂直。左右手交替运动。

2.保持坐姿，双手掌心朝内，向前伸直，两手掌之间夹一本书，能坚持多久就坚持多久。

3.身体前倾30°，双手向前斜下方45°伸直，一手拿书向侧边与肩水平方向，向后拉伸，至肩胛骨产生内收的感觉为止。左右手交替运动。

4.站在椅子后面，双手扶住椅子，一只脚直立，另一只脚向后抬起，反复进行，感觉大腿肌肉有明显酸痛感即可换腿练习。

5.站立，双腿打开与肩同宽，双手叉腰，上身挺直，然后慢慢下蹲，直至大腿与地面保持平行最佳。

【注意啦】练习每一个步骤时都要以个人的耐受能力为限，没有时间或次数的限制。

【大功效】步骤1可有效地锻炼胳膊，有效改善蝴蝶袖。步骤2美化了胸部曲线，改善母乳喂养的女性乳房下垂问题。步骤3改善腰酸背痛不适，并纠正了驼背问题。步骤4、步骤5均锻炼了大腿肌肉，有利于瘦腿、提臀。

坐式瑜伽操

久坐多半会导致背部、腰部酸痛，因为缺乏运动，身材多半也会因此走样，加上岁月的追赶，"半老徐娘""黄脸婆""妈妈桑"恐怕是最伤人的称呼吧！瑜伽是多元化的，站着可以做瑜伽，坐着同样可以做瑜伽，哪怕是躺着都可以做瑜伽。坐式瑜伽是比较适合办公室一族练习的。

【动起来】

1.每天坐在办公室里，保证做到以下几点：坐椅子的1/3、挺胸、收腹、背部和椅背保持平行。

2.坐在椅子上，上半身挺直，左脚踮起脚尖，右脚慢慢抬至与地面平行，勾起脚尖。左右脚交替练习。

3.坐在椅子上，腰背挺直，肩膀下压，收紧腹部，双手叉腰，双脚脚尖点地，在离地上抬一小段距离，至腰背部感觉酸胀即可让脚尖触地。

4.端坐在椅子上，双脚脚掌着地，吸气时双手向上高举，吐气时双手放下。

5.端坐在椅子上，双手十指相扣，屈肘，置于头部后方，充分展开两手臂，然后轻轻地扭动腰部，先向左后向右扭动。

【注意啦】端坐时，臀部最好落在椅子的1/3处；练习过程中腰背要挺直，肩膀要绷直，不可弓背、塌肩等；练习过程中若是能搭配腹式呼吸，效果会更明显。

【大功效】步骤1有利于消除腹部小赘肉，步骤2有利于纤细双腿，步骤3有利于瘦腰美臀，步骤4有利于美化肩背部线条，步骤5有利于消除腰部的赘肉。

有利于减肥燃脂的小动作

运动减肥是毋庸置疑的，就连一些简单的小动作同样可以燃脂，你知道吗？日常生活中，我们做家务活的情况下，一些简单动作稍作改良，便可以成为标准的瑜伽动作；最常见的刷牙、洗澡，稍作修改，同样也能成为经典的运动操；即便是坐着看书或看报，几个小动作的改良，同样可以轻松减肥哦！

拖地，双脚左右跨

拖地，再平常不过的家务活儿吧！就算没成家庭主妇那会儿，朝九晚五上下班，大家偶儿也会在家扫扫地、拖拖地吧！这来回拖地，脚上的功夫可了不得，左右跨来跨去，像足了瑜伽动作。

【动起来】

1.自然站立，双脚与肩同宽，将拖把置于在身体中央，当右脚往旁边跨时，拖把随着移动，回到双脚与肩同宽后，左脚再往另一边移动。

2.拖地时，也可以双手握住拖把，身体向前屈至90°，双手伸直，腰部用力收紧，向左右摆动拖把。

【注意啦】步骤1时，拖把移动与双脚左右跨的节奏要一致，别手忙脚乱的。步骤2时，背部不可拱起，要绷直。

【大功效】步骤1充分舒展了大腿肌肉，有利于美化腿部线条。步骤2充分刺激到腰部、背部、上肢，有利于修饰上身线条，改善老虎背、水桶腰、蝴蝶袖等身材缺陷。

擦家具，左右扭腰

擦家具时，一手一块抹布，手得抬高，脚得移动，腰得扭动，脊柱得伸展，与运动或体育锻炼差不多。

【动起来】

1.站立，两脚分开，略比肩宽，两手各拿一块抹布，向上伸直，头正直、微低。双手从正中滑向右侧，腰也稍稍向右扭动，同时将头转向右侧，双脚保持不动。

2.双手从右侧滑向左侧，头与腰也跟着扭向左侧，双脚仍然不动。

【注意啦】双手在移动的过程中可以始终保持伸直状态，也可以弯曲手肘。

【大功效】背部、手臂都得到了充分的伸展，有利于缓解背痛、肩关节疼痛等不适；腰扭来扭去，强壮了腰肌，缓解了腰部酸痛。

刷牙，伸展脚后侧

甭管你是早晨刷一次牙，还是早晚各刷一次牙，牙齿健康白又壮的同时，我总想皆大欢喜，再来个瑜伽美腿操，一举多得。

【动起来】

1.刷牙时，右腿站直，左腿则抬起并伸直，放在墙上或稍高一些的洗手台上，保持2分钟左右，同时刷牙。

2.刷牙时，你也可以一只脚站立，另一只脚稍稍抬起，屈膝，然后刷牙。

3.放下抬起的脚，然后双腿同时屈膝，做类似"蹲马步"状，同时刷牙。

【注意啦】做步骤1时，若是腿抬不了那么高或者抬起来有些吃力，另一条腿可以稍微弯曲一些。做步骤2时，左手可以自然下垂放置，也可以叉腰。做步骤3时，蹲马步的幅度可自行调节。

【大功效】可按摩腹部及盆腔器官，增强消化功能，改善便秘，消除腹部赘肉；也可灵活双腿，修饰腿部线条；还有利于增强平衡力。

坐式动一动

闲来无事或习惯每天看书读报，不妨将坐着这一件简单事情搞活起来。将一转身、一扭头、一低头、一弯腰等简单常见的动作融合到运动或锻炼中，这不仅让生活变得有趣，最重要的还让身体得到了锻炼，同样不耽误你学习或获取信息、资讯等。

【动起来】

1.转身拿东西时：端坐，坐在椅子的1/3处，腰背挺直，腹部收紧，双脚并拢，右手向胸前伸展，左手拿着资料并往后伸直，与肩同高，两手臂保持在一条水平线上。然后前后左右换手臂运动。

2.坐着捡东西时：端坐，坐在椅子的1/3处，腰背挺直，腹部收紧，双脚并拢，不要耸肩；上身前屈，侧弯腰，一手捡起地面的东西。然后换边捡东西。

3.旁边同事叫你时：端坐，坐在椅子的1/3处，腰背挺直，腹部收紧，双脚交叉，不要耸肩；右手轻轻搭在左脚膝盖上，左手轻轻地扶在腰背后，上半身、头慢慢地转向叫你的同事一侧。如果觉得有点别扭，你也可以将两手轻轻地放在两大腿上，上半身、头转向同事那一侧。

4.准备拿笔写字时：端坐，坐在椅子的1/3处，腰背挺直，腹部收紧，双脚并拢，不要耸肩，双手相握、握拳、向前伸直，用力拉伸双手。

5.工作量大，鼓励自己时：端坐，坐在椅子的1/3处，腰背挺直，腹部收紧，双脚并拢，不要耸肩，双手握拳，置于同侧腰前；然后用力向前伸展双手臂。

【注意啦】练习过程中，动作幅度要和缓，否则容易损伤关节；练习时若能配合腹式呼吸，锻炼效果会更好。

【大功效】步骤1有利于瘦手臂，消除蝴蝶袖；步骤2有利于瘦腰纤腿，帮助美化身体曲线；步骤3有利于缓解腰背疼痛，消除疲劳；步骤4有利于活动手指、手臂，醒脑提神；步骤5有利于振奋精神、活动筋骨。

肥胖者不宜做的运动

肥胖者身体负担过重，活动相对笨拙，故一些危险的运动要极力避免。除非在专业医生、运动专家或健身教练的指导下正确练习，否则还是要尽量躲开的！

◎ 需要过度弯曲膝盖与颈部的运动，比如蛙跳。

◎ 需要过度拉伸膝盖、颈部与腰背部的运动，比如引体向上。

◎ 会给膝盖施加过大的扭力与侧力的运动。

◎ 需要屏住呼吸的运动，比如举重。

◎ 会给椎间盘施加过猛压力的运动，比如同时伸展与扭转脊柱的运动。

◎ 容易导致关节与软骨受损的运动，比如掌心向下绕手臂的练习。

生活细节多注意，身体不发胖

瘦身成功的秘诀是善于坚持，将一些有利于减肥的事情变成一种习惯。日常生活中，只要多关注一下生活细节，让自己持之以恒地进行下去，达到减肥瘦身的目的之后，还可以让你一直苗条哦！

睡得刚刚好，减肥不反弹

睡眠时间太长或太短都容易引起肥胖。发胖多半是因为内分泌被改变了，帮助新陈代谢的生长激素分泌不足，能够抑制食欲的瘦蛋白也会分泌不太足，久而久之，食欲越来越大，代谢越来越慢，人就会越来越胖。

正确的睡眠方法应该是：每天晚上睡6~8小时，白天午休不超过1小时。事实上，午间不休息并不会给减肥带来不好的影响，关键还是得在晚上保证充足的睡眠时间。

洗洗冷水澡，不容易发胖

相关研究表明：人长期处在低温环境中，会刺激甲状腺素的分泌，而它不仅会提高新陈代谢，还可增强肌肉细胞的产热能力。也就是说，天生甲状腺素较多的人会更加不怕冷，也不容易发胖哦！

当然，天生甲状腺素多的人多半就是易瘦体质者，这种体质有可能是天生带来的，也有可能是后天养成的。其中，用冷刺激法来训练自己，比如洗洗冷水澡，可改变你的体质，也就不容易胖。

但不得不提醒：甲状腺素的效果一般可以持续2~3个星期，甚至1个多月，不会那么容易消失，所以不需要天天洗冷水澡，每星期洗1~2次效果就会很明显。

如厕也得有规律

减肥就得排毒、消脂，也就是要将体内的热量、脂肪、毒素等尽快地排出体外，这就要求每日排便。然而，我们的现实是：早起之后，要匆匆忙忙地赶着去上班或上学，心情总是会很紧张，这使得肠道的蠕动被抑制，故而无法顺利地排便排毒。等到了办公室或教室，情绪虽然放松了，便意已不太明显，若接下来要开会或考试，便意恐怕就会完全消失。

晚餐，一般不建议吃太多。早上睡醒后，食物在肠道内停留了将近12小时，热量已经被人体吸收了不少，如果还要度过一个匆忙的上午，等到午休时才能去排便，肠道的食物就会多停留4~5小时，这就意味着食物又被人体吸收了一段不算短的时间。也就是说，这种上厕所的习惯对于想要减肥或肥胖症患者来说，是不利的。

所以，想要减肥的人最好每天提前半小时起床，尽量不要让自己因为太着急出门而没时间上厕所，食物停留在肠道内的时间缩短了，也能阻止多余的热量被人体吸收。尤其是晚餐吃得太多的人，最好养成早起如厕的习惯，避免食物在大肠内停留的时间超过12小时；若是习惯早上吃太多的人，最好养成晚上入睡前排便的习惯。这样做的目的就是不要食物在肠道内停留一天，减少食物热量被肠道吸收。

晒太阳也能减肥

医学研究已发现：肥胖者的血液中维生素D含量不是很高。这可能是肥胖者喜欢待在家里，不爱出门，也就很少晒太阳。维生素D可以通过皮肤接受紫外线的照射而获得，因此，多出门晒晒太阳可以使人体产生大量的维生素D（图5-2）。也就是说，每天趁着天气晴好的时候外出走走，能够改善维生素D不足的问题，从而有效地抗击肥胖。

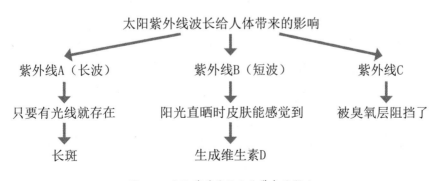

图5-2　太阳紫外线给人体带来的影响

饿了想吃东西，请再忍30分钟

人感到饥饿时，不宜马上去吃东西，请稍微再忍一下，否则身上的脂肪就没有机会燃烧了。这是为什么呢？人体一旦感到饥饿，血糖明显降低，胃部蠕动空转。然而，当血糖值降低维持了30分钟，胰岛A细胞就会开始分泌胰高血糖素，使血糖重新回升至平稳。胰高血糖素分泌时，脂肪就会开始分解。因此，当你有点饿的时候，不妨想一想：我的脂肪开始燃烧了。为此，我们就不会因为吃得太多而变胖。

饿的时候人体会分泌饥饿激素，使人产生食欲，想吃东西；当饥饿激素开始分泌的同时，也就促进了胰高血糖素的分泌，血液中葡萄糖含量也开始上升，血糖也就跟着上升了，这就会使得抑制饥饿的激素开始分泌，从而减少饥饿感（图5-3）。所以，建议人们感觉到饿的情况下，先忍半小时左右再吃东西，便于脂肪的分解。当然，这并不适用于糖尿病患者。糖尿病患者即使挨饿也不容易刺激胰高血糖素的分泌，反而会使血糖过低而引起昏迷、神经损伤等问题。

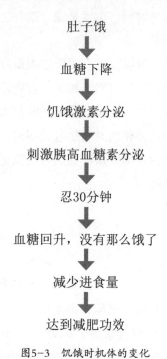

肚子饿

↓

血糖下降

↓

饥饿激素分泌

↓

刺激胰高血糖素分泌

↓

忍30分钟

↓

血糖回升，没有那么饿了

↓

减少进食量

↓

达到减肥功效

图5-3　饥饿时机体的变化

细嚼慢咽，消化慢一点

开始吃饭，大约30分钟之后，某些食物就会进入小肠，血糖就会跟着上升。所以，让食物在嘴里多嚼嚼，可以争取时间让血糖上升，进一步减少食量，达到减肥目的。医学研究已经证实：每吃一口饭，平均都会咀嚼7~15下再吞到肚里去，但若是每一口都能嚼上30~40下，就能大大减少吃进肚里的总热量。也就是说，为了能瘦一点，我们可以吃饭慢一点，多嚼上几口，让食物在嘴里多停留一段时间！